Michels

GLÜCKLICH *trotz* DEPRESSION

— Gewidmet meinen Lieben und Lebensunterstützer:innen

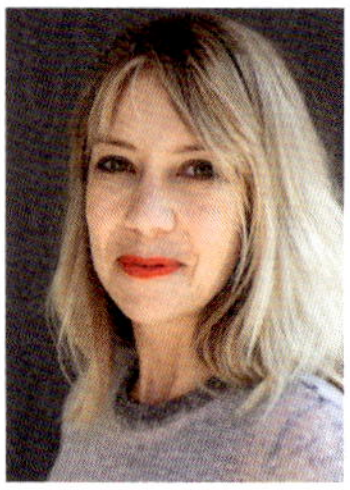

ULRIKE MICHELS ist Wirtschafts- und Sprachwissenschaftlerin und arbeitete rund 15 Jahre als Kommunikations- und Change Managerin in Agenturen und internationalen Mittelstandskonzernen, bevor 2014 ein großer Zusammenbruch kam. Seitdem leidet sie u.a. an therapieresistenter schwerer Depression. Wenn sie nicht gerade für ihre eigene Gesundheit und ihr eigenes Glück trainiert, berät sie als systemischer Coach und Trainerin gemeinsam mit dem Team ihres Unternehmens FullFocus®, mit dem sie Coaching und Seminare anbietet zu gesunder Führung und Kommunikation in Stress, Veränderungs- und Krisensituationen.

Ulrike Michels

GLÜCKLICH *trotz* DEPRESSION

100 Anregungen
zur Selbsthilfe bei seelischen Krisen
und emotionalen Konflikten

TRIAS

Vorwort
von Rammiya Gottschalk

Liebe Leserinnen und Leser,

als psychologische Psychotherapeutin, die selbst lange mit einer sozialen Phobie gekämpft hat, sehe ich es als meine Mission an, Aufklärungsarbeit zu betreiben und für die Entstigmatisierung von psychischen Erkrankungen zu sorgen. Depressionen zählen zu den häufigsten, jedoch in ihrer Schwere oft unterschätzten Erkrankungen. Insgesamt erkranken 8,2 % der erwachsenen Bevölkerung in Deutschland, das entspricht 5,3 Millionen Menschen im Alter von 18 bis 79 Jahren, innerhalb eines Jahres an einer unipolaren oder anhaltenden depressiven Störung.*

Dieses Buch, das Sie in den Händen halten, ist ein bemerkenswerter Wegweiser für all jene, die mit Depressionen zu kämpfen haben oder Angehörige unterstützen möchten. In meiner Praxis mache ich die Erfahrung, dass Menschen wiederholt in Therapie kommen und bereits mehrere Therapieformen, Klinikaufenthalte und verschiedene psychopharmakologische Therapien hinter sich haben. Bei therapieresistenter oder chronischer Depression ist eine enge Zusammenarbeit mit spezialisierten Fachärzt:innen und Psychotherapeut:innen entscheidend, um den bestmöglichen Behandlungsplan zu entwickeln und die Lebensqualität der Betroffenen zu verbessern. Der Leidensdruck ist enorm hoch,

*Jacobi et al. (2016). Erratum zu: Psychische Störungen in der Allgemeinbevölkerung. Studie zur Gesundheit Erwachsener in Deutschland und ihr Zusatzmodul »Psychische Gesundheit« (DEGS1-MH). Nervenarzt, 87, 88–90

sowohl bei den Betroffenen als auch bei den Angehörigen, und die Behandlung muss immer wieder individuell angepasst werden. Nach mehrfachen Rückschlägen und Therapiemarathons besteht die Gefahr einer Resignation, sozusagen einer erlernten Hilflosigkeit.

Ulrike Michels hat als Betroffene eine einzigartige Perspektive auf diese oft überwältigende Krankheit gewonnen – eine Perspektive, die durch tiefe persönliche Erfahrungen und zahlreiche Rückschläge geformt wurde. Wenn Sie dieses Buch lesen, spüren Sie die starke Resilienz der Autorin, die sich durch einen jahrelangen Kampf gegen die Depression entwickelt hat. Betroffene und Angehörige können dadurch den Mut entwickeln, weiter an der Verbesserung der eigenen Lebensqualität zu arbeiten, denn hier wird eines ganz klar und deutlich: Sie ist eine Expertin ihrer eigenen Depression und hat den Mut, ihre Erfahrungen offen und ehrlich zu teilen! Jede Depression hat ihr eigenes Gesicht und mithilfe professioneller Unterstützung und eigener Bewältigungsstrategien kann man seinen persönlichen Umgang mit Rückschlägen finden. Dieses Buch kann Ihnen dabei helfen, Ihren persönlichen Weg zu gehen. Als Therapeutin weiß ich, wie wichtig es ist, Patient:innen als Expert:innen ihrer eigenen Erkrankung zu betrachten. Ulrike Michels verkörpert genau das. Dabei gibt sie den Leser:innen nicht nur einen Einblick in ihre eigenen Bewältigungsstrategien, sondern auch Hoffnung und Werkzeuge, die sie in ihrem eigenen Leben anwenden können.

Ulrike Michels teilt ihre Erkenntnisse und gibt wertvolle Tipps, die sie aus nahezu einem Jahrzehnt persönlicher Erfahrung und intensiver Therapie gewonnen hat. Diese 100 thematisch sortierten Anregungen sind nicht nur Empfehlungen – sie sind Ausdruck eines tiefen Verständnisses für die Krankheit und deren Auswirkungen auf das tägliche Leben. Ob es um die Bedeutung von Schlaf, Bewegung und Ernährung geht oder um den Umgang mit Suizidgedanken – Ulrike Michels' Sprache ist sowohl empathisch als auch ermutigend. Sie schafft es, komplexe medizinische und psychotherapeutische Fakten so aufzubereiten, dass sie für jeden verständlich und zugänglich sind.

Die Geschichte von Ulrike Michels ist eine von Widerstandsfähigkeit und Entschlossenheit. Anstatt nach ihrer Diagnose zu kapitulieren, machte sie sich auf den Weg, ihre eigene Gesundheit und Lebensfreude zurückzuerobern. Ihre Reise führte sie durch zahlreiche Therapieformen und medizinische Behandlungen, oft ohne den erhofften Erfolg. Doch trotz dieser Rückschläge gab sie nicht auf.

In meiner Praxis erlebe ich täglich, wie schwierig es ist, überhaupt psychotherapeutische Unterstützung zu finden. Die Versorgungslage in Deutschland ist unzureichend, und viele Menschen warten monate- bis jahrelang auf einen Therapieplatz. Diese Lücken im System können für Betroffene fatal sein. Deshalb habe ich selbst im Oktober 2023 eine Petition an Gesundheitsminister Karl Lauterbach überreicht, die mehr Therapieplätze fordert. Es ist mir ein großes Anliegen, nicht nur die psychotherapeutische Versorgung zu verbessern, sondern auch das Verständnis und die Entstigmatisierung psychischer Erkrankungen voranzutreiben. Ulrike Michels leistet mit diesem Buch einen wichtigen Beitrag dazu und die hilfreichen persönlichen und fachlich fundierten Tipps zur Selbsthilfe können insbesondere die Wartezeit auf einen Therapieplatz gut überbrücken.

Liebe Leserinnen und Leser, lassen Sie sich von diesem Buch inspirieren. So wie Ulrike Michels ihren Weg zu einem glücklicheren Leben gefunden hat, so können auch Sie Ihren ganz persönlichen Weg finden. Dieses Buch bietet Ihnen die Anregungen und das Wissen, das Sie brauchen, um Ihre eigene Reise zu beginnen oder weiterzuführen.

Ich wünsche Ihnen Mut und Durchhaltevermögen auf Ihrem Weg und hoffe, dass Sie in den Worten von Ulrike Michels die Unterstützung, Motivation und den Trost finden, die Sie suchen.

Herzlichst,
Ihre Rammiya Gottschalk
Psychologische Psychotherapeutin
(TikTok: @fraupsychologin)

Vorwort
von Ulrike Michels

Seit meinem Zusammenbruch 2014 habe ich unter anderem eine therapieresistente und chronische schwere Depression und, wenn es keine bahnbrechende Innovation geben wird, noch mein restliches Leben damit vor mir. Tausende Stunden voller Erschöpfung und Ohnmacht, oft auch Elend und Verzweiflung. Ich bin trotzdem glücklich. Warum? Weil ich wie eine Olympionikin allen Fokus auf dieses eine Ziel ausrichte. Weil ich nur so diese Erkrankung überlebt habe und überleben werde. Ich nehme Sie mit in meinen Trainingsalltag. Ich werde Ihnen zeigen, wie vielfältig die Ansatzmöglichkeiten zur Überwindung von Depressionen sind, was ich selbst alles probiert habe, was davon für mich persönlich hilfreich war und was weniger. Was zu meiner täglichen Glücksroutine gehört und was nur sporadisch oder im Notfall zum Einsatz kommt.

Die Krankheit ist in mein Leben eingeschlagen wie eine Bombe. Nichts war mehr wie zuvor. Überall nur noch Trümmer und Fragmente meines früheren Ichs und Lebens. Wo waren meine geliebten Eigenschaften: meine Lebensfreude, meine unbändige Energie und mein Tatendrang? Warum fiel mir Kontakt zu Menschen so schwer? Warum machte mir nichts mehr Freude? Warum funktionierten nicht mal die Grundbedürfnisse wie Schlaf, Essen, Liebe? Ich musste die Fragmente neu zusammensetzen. Und zwar nach einem wohlüberlegten, stabilen Bauplan. Musste mich neu erfinden. Kurzum:

> — Mit der Depression kam die Notwendigkeit, viel bewusster und gesünder zu leben.

Es war ein langer Weg. Ich musste mir die Frage nach meiner Identität und meinem Selbstverständnis neu beantworten. Ich musste meine Werte neu definieren und meine Prioritäten neu ordnen. Musste lernen, das Inakzeptable zu akzeptieren. Musste den Zweck von Gefühlen kennenlernen. Musste wie eine Anfängerin lernen, meine Bedürfnisse zu erkennen, zu artikulieren und zu befriedigen. Musste meine Einstellung verändern, mein Denken, meine Gefühle, mein Verhalten, meine Gewohnheiten. Musste lernen, um Hilfe zu bitten. Musste lernen, auszuhalten. Ganz viel »müssen«.

Kaum etwas fiel mir leicht. Stattdessen war es oft harte Arbeit. Dabei fehlte mir jede Kraft. Doch mit dem stetigen Üben, dem täglichen Training wurde es leichter. Und leichter. Und leichter. Heute kann ich sagen: Mein Leben ist wertvoll. Ich bin depressiv – und trotzdem glücklich.

Eines ist klar: Dieses Buch ersetzt keine medizinische Behandlung. Wenn Sie krank sind oder befürchten, es zu sein, sollten Sie sich so schnell wie möglich professionelle Hilfe suchen. Ganz besonders dann, wenn Ihre Gedanken darum kreisen, sich das Leben zu nehmen. In den Anregungen 90 bis 99 (S. 209) habe ich für diesen Fall Informationen und Anlaufstellen zusammengetragen, in welcher Form und wo Sie Hilfe bekommen können. Was ich Ihnen aber mit diesem Buch bieten kann und möchte, sind persönliche Erfahrungen. Welche Sie für sich davon auswählen und probieren möchten, entscheiden Sie selbst. Es ist ein Buffet, kein Menü: Nehmen Sie nur, was Ihnen schmeckt und das in der Reihenfolge und Menge, die Ihnen zusagt.

Bei uns zu Hause gab es zweierlei Kochkünste: Mein Vater, Schulmediziner, kochte stets penibel nach Rezeptvorlage. Er sagte, er könne es nur so. Es schmeckte immer. Meine Mutter und meine Oma jedoch kochten nach grob erinnertem Rezept und vor allem nach Gefühl. Intuitiv fügten sie Zutaten hinzu, hier eine Prise Gewürz, dort eine Handvoll Tomaten, da einen Schluck Milch. Es schmeckte immer. Dieses Buch liefert keine peniblen Vorlagen und ich bitte Sie auch, die Ideen und Tipps nicht als solche zu interpretieren. Wahrnehmungs- und Emotionsarbeit sind immer individuell. Sehen Sie sie daher als »Rezepte nach Art meiner Mutter und meiner Großmutter«: Fügen Sie intuitiv nach Ihren Bedürfnissen hinzu oder lassen Sie etwas weg. Es muss für SIE passen.

Nirgends wird der Unterschied zwischen Kennen und Können so deutlich wie zum Beispiel bei gesunder Ernährung, Sport oder Schlaf. Wir wissen eigentlich alle, was uns guttun würde – und tun es im Alltag oft trotzdem nicht. Doch, so meine Erfahrung mit der Depression: gerade in Krisenzeiten helfen diese »Basics«, um Stabilität zu geben und dringend benötigte Entlastung für den Kopf zu schaffen. Daher werden Sie hier auch einiges lesen, das vielleicht einfach zum gesunden Menschenverstand gehört. Aber so wie Großmutter und Mutter keine Molekularküche oder japanisches Wagyu-Rind brauchten, um uns satt, gesund und glücklich vom Esstisch gehen zu lassen, so sind es auch bei diesen Rezepten manchmal die einfachen Zutaten, die den Unterschied ausmachen. Denken Sie nur immer dran: Die Basics konsequent umzusetzen, fordert weit mehr als das reine Kennen.

Egal, ob Sie gesund, gestresst oder depressiv sind, ob es äußere Umstände sind oder innere, die Sie zu diesem Buch geführt haben, ob Sie es für sich oder jemand anderen ausgewählt haben, ob Sie selbst betroffen sind oder Sie einen nahestehenden depressiven Menschen verstehen und ihm oder ihr helfen möchten, ob Sie sich eine kleine Portion mehr Glück wünschen oder Sie dringend eine richtig große Portion Glück zur Stabilisierung benötigen – dieses Buch wird Ihnen Anregungen liefern, wie Sie Ihrem Ziel näherkommen können.

Ich wünsche Ihnen Freude beim Lesen und dass es Ihnen so häufig wie möglich gelingen mag, dass Sie gut auf sich aufpassen und dass Sie glücklich sind.

Ihre Ulrike Michels

Meine Geschichte

Ich dachte, ich bräuchte einfach einmal drei Wochen Urlaub, um mich von der monatelangen Überlastung im Job und im Privaten zu erholen. Ich fühlte mich völlig ausgelaugt, mein Akku lud sich nicht mehr auf. Das war im Dezember 2014. Was ich nicht wusste: Das war erst der Anfang. Und ein Ende ist nicht in Sicht.

Wie alles begann

Es hatte schon früher begonnen. Schon über etwa ein Jahr hinweg hatte ich bemerkt, dass ich angreifbarer geworden war, dass mich Menschen mit ihren Worten kränkten, die vorher an mir abgeperlt wären. Ich war plötzlich nah am Wasser gebaut, brach selbst bei der Arbeit in Tränen aus – peinlich. Ich war immerzu erschöpft, Erholungsphasen wie ein Wochenende verpufften einfach. Meine Geduld war begrenzt, meine Zündschnur kurz. Ich war vergesslich, unaufmerksam. Ich war weniger emphatisch, auch in meinen vierjährigen Sohn konnte ich mich weniger gut einfühlen. Wenn ich von der Arbeit kam und mit ihm auf der Spieldecke saß, hatte ich das Gefühl, ich müsste das Tempo von 230 km/h auf Spielstraßentempo drosseln, was mir zunehmend schlechter gelang. Mein

Kopf war weiter im hohen Tempo unterwegs. Das Smartphone immer im Anschlag, schnell noch eine Antwort an den Chef oder die Kollegen schreiben. Nur noch kurz die Welt retten.

Eine neue Kollegin, mit der ich eng zusammenarbeiten sollte und wollte, hatte über einige Wochen verteilt rund ein Dutzend Terminvorschläge von mir abgelehnt. Sie verweigerte die Zusammenarbeit, ließ mich auflaufen, enthielt mir Informationen vor, verbreitete Gerüchte über mich. Plötzlich fehlte Geld aus unserem gemeinsamen Budget, das meiner Abteilung zugestanden hätte – sie hatte es für ihre Projekte eingesetzt, ohne Rücksprache. Ich probierte mehrfach, die Lage zu klären – vergeblich. Mein Chef, der Firmenchef, war zu der Zeit zu sehr in eigenen Herausforderungen gefangen, um ein Machtwort zu sprechen. Das Geld fehlte weiterhin, die Projekte meiner Abteilung stockten, mein Team rebellierte und ich schaffte es nicht mehr, es einzufangen. Es lief nicht gut.

Ich merkte auch, dass ich im Sport weniger belastbar war – zu der Zeit lief ich Halbmarathon und es fühlte sich immer mehr an, als ob ich ständig Gegenwind und Gewichte auf den Schultern hätte bei meinen Läufen. Irgendetwas stimmte nicht.

Eine Schulfreundin war in der Stadt und kam uns über Nacht besuchen. Ich hatte mich so sehr gefreut, doch es war mir viel zu viel. Ich konnte nicht aufhören zu weinen, konnte ihr die erste Stunde nicht einmal mehr Hallo sagen. Sie betrachtete mich liebevoll und sagte: »Ich sehe, wie schlecht es Dir geht, Du musst dringend etwas verändern!« »Aber was? Ich weiß doch nicht was!« flüsterte ich nur.

In der Ehe hatten wir zwei Jahre Krise hinter uns und steckten noch mittendrin. Nach dem Abendessen, wenn unser Sohn im Bett war, begannen unsere lautstarken Streitigkeiten hinter Türen. Ich hatte immer weniger Kraft, saß während der Streits irgendwann nur noch auf dem Boden. Es gipfelte in einer Situation, in der Worte etwas in mir zerbrochen haben. Etwas, das bis heute nicht geflickt werden konnte. Heute, mit viel Abstand, weiß ich, dass mein Mann und ich damals beide Angst hatten, wir beide haben hässliche Dinge gesagt, haben den anderen absichtlich und unabsichtlich verletzt, haben uns gewehrt, verbal gekämpft, wollten den Schmerz in uns beenden. Der Bruch in mir war der Auslöser, aber nicht der Grund für alles, was folgte. Das aber sollte ich erst viel später verstehen.

— Ich konnte plötzlich nicht mehr weinen. Ich funktionierte nur noch.

Es war, als ob alle Gefühle weg gewesen wären. Alles war grau, schwer, unerträglich. Aber ich machte weiter. Mit meinem Sohn, im Job, zu Hause. Zum ersten Mal entstand der Gedanke, dass ich alledem ein Ende setzen wollte. Meinem Leben ein Ende setzen wollte. Es sollte einfach nur aufhören, dieses Gefühl. Ich ging in Gedanken alle möglichen Formen von Suizid durch, entschied mich für eine, die mir rücksichtsvoll anderen gegenüber und zugleich sicher und schnell erschien. Die Gedanken kreisten immer mehr darum. Bitte. Endlich. Frieden. Im. Kopf.

Heute weiß ich, dass unser Gehirn Suizidgedanken deshalb entwickelt, weil es immer nach Lösungen sucht. Und wo keine andere Lösung in Sicht ist, schlägt es diese Variante vor, nur damit es den Schmerz nicht mehr aushalten muss. Es ist verführerisch, diesen Gedanken nachzugehen, denn es ist eine gedankliche Vortäuschung von Erleichterung. Aber es ist auch gefährlich, denn was ein erster Gedanke im Hirn ist, ist ein neurologischer Trampelpfad. Was aber ein sich ständig wiederholender Gedanke ist, wird irgendwann zur fest betonierten Autobahn zwischen Nervenzellen. Der letzte Ausweg wird vom Gehirn immer häufiger vorgeschlagen und es stellt sich das Gefühl ein, dass sich die Suizidgedanken aufdrängen würden. Ich wollte nie sterben, wollte niemals meinen Sohn im Stich lassen. Ich wollte nur, dass die Unerträglichkeit der grausamen Gefühle und Gedanken aufhört.

Das war der Punkt, an dem ich merkte: Ich bin in Gefahr. Nach einigen Wochen ging ich zu einer Psychologin in einer kirchlichen sozialen Beratungsstelle. Hinter doppelter Schallschutztür traute ich mich das erste Mal, offen zu reden. Ich erzählte all das, was ich bisher keinem gesagt hatte: die unerträgliche Situation bei der Arbeit, die Kämpfe und die Angst zu Hause, dass ich keinen Rückzugsraum mehr hatte, weder im Leben noch im Kopf, keinen Frieden, überall herrschte aggressive Auseinandersetzung, dass ich den Wunsch hatte, dem allen ein Ende zu setzen. Ich redete und redete, weinte und weinte. Es war, als wäre ein Staudamm gebrochen. Aber danach fühlte ich mich nicht besser. Im Gegenteil. Als ob ich in einen Spiegel geblickt und erkannt hätte, wie schlimm es eigentlich in mir drin aussieht. Ich machte weiter.

Morgens Kind, tagsüber Job, nachmittags Kind, abends Ehekrise und nachts wach im Bett liegen, weil der Kopf zum ersten Mal am Tag Zeit hatte, zu denken und ein irrsinniges Gedankenkarussell losging. Gedankenkarussell ist wahrscheinlich nicht das richtige Wort, es war eher eine Art Technoparty-Geisterbahn-Schützenumzug-Horrorshow. Eine Nacht kurz vor Weihnachten konnte ich dann gar nicht mehr schlafen und ging am nächsten Morgen zum Arzt – ohne zu wissen, was ich ihm eigentlich sagen würde. »Ich kann nicht mehr«, ist ja keine Krankheit. Ich hatte mich gekleidet und geschminkt für die Arbeit, es war für mich klar, dass ich im Anschluss an den Arzttermin dort hingehen würde, es musste ja weitergehen. Ich kam zwei Jahre nicht zurück an meinen Arbeitsplatz.

In medizinischer Betreuung

Ich weiß nicht mehr genau, welche Worte ich bei meinem Hausarzt wählte. Denn ich wusste nicht, was mir fehlen könnte. Das klingt vielleicht naiv, aber es war wirklich so zu dem Zeitpunkt. Aber ich sagte sicher so etwas wie »ich kann nicht mehr« und auch »ich will nicht mehr« und ich weiß noch, dass ich wieder nicht aufhören konnte zu weinen. Er gab mir eine Überweisung zu einem Psychiater und eine Adressliste, die ich abtelefonieren sollte. Ich setzte mich ins Auto und googelte zunächst die Diagnose auf dem Überweisungsformular: »Schwere Depression.« Dann weinte ich. Als ich wieder sehen konnte hinter meinen Tränen, fuhr ich los. Zu meiner Mutter.

Bei ihr angekommen, konnte sie mich hinterm Gartentor von der Haustür aus sehen und wusste selbst auf die Entfernung sofort, dass mit mir etwas ganz und gar nicht stimmte. Sie kam auf mich zu, nahm mich in den Arm. »Ach Mäuschen!« Ich blieb mehrere Stunden bei ihr. Ich schrieb eine Mail an die Arbeit, dass ich krankgeschrieben wäre, dass ich mich melden würde. Es kostete so viel Kraft. Dann konnte ich gar nichts mehr. War völlig erschöpft. Meine Mutter telefonierte die Liste der Ärzte ab, erfolglos. Dann rief sie eine Bekannte an, die Ärztin war – ob sie vielleicht Verbindungen zu einem Psychiater hätte. Dieser Weg gelang, bereits am Folgetag durfte ich in die Praxis kommen.

Am nächsten Tag fuhr sie mich zu meinem Termin. Der Arzt nahm sich Zeit, erklärte mir sehr viel, ich stellte viele Fragen. »Treffen Sie keine Entscheidungen, solange es Ihnen so schlecht geht«, riet er mir.

»Kündigen Sie nicht, trennen Sie sich nicht. Erst muss es Ihnen besser gehen. Dann können Sie wieder gesunde Entscheidungen treffen.« Ich verstand es nicht, akzeptierte es aber.

Ich fragte: »Habe ich ein Burnout?« Er lachte. Ich schämte mich, fühlte mich ausgelacht – ich war so verdammt verletzlich! Er erklärte es sofort: »Kennen Sie sich mit Fußball aus?« »Nicht wirklich.« »Also, ein Burnout ist so etwas wie die Kreisliga. Das, was Sie haben, ist eine schwere Depression, das ist so etwas wie die Champions League.« Ich schaute wohl ungläubig. »Ganz vereinfacht: Man sagt, ein Burnout könne man mit einem Lottogewinn oder einer Weltreise heilen, eine Depression aber nicht. Die wird dadurch sogar eher schlimmer, weil so etwas nur eine weitere Überforderung bedeutet.« Sein Vergleich mit der Champions League war noch immer völlig untertrieben, wie sich später herausstellen sollte. Denn eine reguläre schwere Depression lässt sich im Durchschnitt in vier Monaten behandeln, sie dauert etwa sechs bis acht ohne Behandlung. Zehn Jahre später ist die Depression weiter mein engster Begleiter. Wer hätte ahnen können, dass sie therapieresistent und chronisch sein würde, dass etwas aufgebrochen war, was noch viel tiefer in mir drin lag? Die Büchse der Pandora war geöffnet worden.

Er schlug mir einen Klinikaufenthalt vor. Ich lehnte unter Tränen ab. Ich hatte unkontrollierbare Angst, mein Kind nicht mehr sehen zu können. »Ich verschreibe Ihnen ein Antidepressivum und ein Schlafmittel, das nehmen Sie zwei Wochen ein, dann sehen wir uns nach meinem Weihnachtsurlaub wieder.« »Muss das wirklich sein? Ich nehme ungern Medikamente, vor allem keine Schlafmittel, ich habe Angst vor Abhängigkeit.« Er klärte mich auf: »Für Antidepressiva gibt es keinen Schwarzmarkt, die machen nämlich nicht abhängig und bewirken bei gesunden Menschen auch nicht, dass sie glücklicher werden. Sie bewirken nur bei Depressiven, dass sie mehr Antrieb haben und weniger traurig sind. Und was das Schlafmittel angeht: Sie müssen zur Ruhe kommen, sonst geraten Sie immer tiefer in den Strudel rein. Deswegen: Sie müssen schlafen. Das Medikament hilft Ihnen dabei.« Ich gab innerlich mein Okay, nicht überzeugt, aber völlig überwältigt und hilflos.

Das erste Jahr

Zu Hause einigten wir uns auf einen Burgfrieden. Mein Mann kümmerte sich liebevoll um unseren Sohn und auch um mich. Es war für uns beide hilfreich zu wissen, dass es vielleicht einen Grund für unsere Krise gab, der Depression hieß.

Ich konnte nicht mehr Auto fahren, war viel zu unkonzentriert, bekam Dinge in meinem Umfeld nicht mehr mit. Ich hatte Angst, vor die Tür zu gehen. Menschen zu begegnen. Wenn ich meinen Sohn am Nachmittag zu Fuß vom Kindergarten abholte, war es eine riesige Überwindung, dafür in die freie Welt gehen zu müssen. Der Rückweg mit ihm an der Hand war schon etwas leichter.

Die Krankschreibung wurde verlängert, ich bat den Psychiater, meinen Hausarzt zu bitten, die Arbeitsunfähigkeitsbescheinigung auszustellen. Ich wollte nicht, dass mein Arbeitgeber sah, dass ich bei einem Psychiater in Behandlung war. Ich schämte mich. Ich schrieb eine Mail, dass sie mehrere Dienstreisen für mich absagen müssten. Das Schlafmittel wurde abgesetzt und durch ein Neuroleptikum ersetzt, ein Medikament mit unter anderem dämpfender Wirkung. Das Antidepressivum, ein Serotonin-Wiederaufnahmehemmer (SSRI), wurde in der Dosis immer weiter erhöht. Es half nicht. Nach der Höchstdosis wurde es langsam wieder ausgeschlichen, also über Wochen Schritt für Schritt gedrosselt, bevor ein neues Präparat zum Einsatz kam, ein Serotonin-Noradrenalin-Wiederaufnahmehemmer (SNRI). Bis dahin waren drei unerträgliche Monate vergangen, und es war keine Besserung abzusehen.

Mir ging es weiter sehr schlecht. Ich verließ das Haus nicht mehr ohne Abschiedsbrief. »Um einen Krankenhausaufenthalt werden Sie nicht herumkommen.« Es dauerte, bis ich verstand, dass der Arzt es ernst meinte. Kurz vor dem fünften Geburtstag meines Sohnes war dann ein Bett in der Psychiatrie für mich frei und ich wurde aufgenommen. Ich konnte dort erst mit niemandem reden, alles war mir so fremd, ich selbst so sehr beschäftigt mit meinen Gedanken. Zum Glück war ich im Krankenhaus, denn es stellte sich in den regelmäßigen Blutuntersuchungen heraus, dass ich ein Medikament nicht vertrug, es hatte meine Immunabwehr angegriffen.

Der Alltag im Krankenhaus kam mir vor wie eine Mischung aus geschützter Zone vor der Außenwelt, Klassenfahrt und Gefängnis. Ein engmaschiger Plan führte durch den Tag: Ergotherapie, Gruppentherapie, Psychoedukation, Sport, Einzeltherapie, Visiten und immer wieder Befindlichkeitsrunden. Ich vermisste meine Privat- und Intimsphäre sehr, noch mehr aber meinen Sohn. Er fehlte mir so sehr, auch wenn ich ihn immer am Wochenende sehen konnte. Wenn ich samstags nach Hause kam, war ich überwältigt und erschöpft, die Zeit war immer zu kurz, bevor ich sonntagabends wieder hinter den Klinikmauern verschwand.

Während ich anfangs dachte, allen anderen ginge es viel schlechter als mir und ich hätte mein Bett in der Klinik gar nicht verdient, wurde mir im Laufe der Zeit immer klarer, dass das nicht stimmte. Im Gegenteil. Gemessen an Punktwerten lag ich leider ganz weit oben auf der Depressionsskala.

Nach neun Wochen wurde ich »stabilisiert entlassen«, so der Bericht. Wie sich herausstellte, war dem nicht so. Ich hatte das Glück, nahtlos zu einer Psychotherapeutin gehen zu können, die ich schon aus der Klinik heraus kontaktiert hatte. Die auf Schematherapie (S. 236) spezialisierte Frau machte mehrere Tests mit mir. Mein Mut sank, denn die Ergebnisse zeigten klar: Da ist mehr als nur eine Depression. Auch bei den Persönlichkeitsstörungen waren deutliche Ausschläge zu verzeichnen. Ich war völlig entmutigt. So schlimm konnte es doch gar nicht sein. Doch, denn es stellte sich heraus, dass ich für eine Therapie gar nicht stabil genug war. Ich müsse nochmal in eine Klinik. Ich verlor allen Mut. Ich war doch gerade erst über zwei Monate von meinem Kind getrennt und in einer Klinik gefangen gewesen.

Die zweite Klinik war drei Autostunden von zu Hause entfernt, meinen Mann und meinen Sohn sah ich alle zwei Wochen bei ihren Besuchen, die sie auf sich nahmen. Die Schematherapie begann nachsichtig und fast liebevoll, nach etwa vier, fünf Wochen aber zogen die Therapeutinnen die Daumenschrauben an, forderten die konsequente Verabschiedung von schädlichen Verhaltens- und Denkmustern. Dieser abrupte Haltungswechsel war nicht einfach zu verarbeiten und umzusetzen. Meine Therapeutin sprach aus, was die vielen Stunden Gespräche gezeigt hatten: dass ich um eine Trennung von meinem Mann nicht herumkäme, wenn ich gesund werden wollte. Ich wusste, dass sie Recht hatte, aber ich hatte Panik, meinen Sohn nicht mehr ausreichend sehen, nicht mehr für ihn da sein zu können. Denn ich hatte überhaupt nicht die

Kraft, mich vorrangig oder auch nur gleichberechtigt um ihn kümmern zu können. Ich musste mir eingestehen, dass ich dazu zu krank war. Das Trennungsgespräch fand im Beisein meiner Psychotherapeutin statt. Ich fühlte mich schrecklich – wegen meinem Sohn, dessen Welt in zwei Hälften gerissen worden war, wegen der Verletzungen, die ich meinem Mann angetan hatte und umgekehrt, wegen des Scheiterns unserer Ehe – und wegen meiner Krankheit.

Ich wurde kurz vor Weihnachten entlassen, zog bis zum Neujahr zu meinen Eltern, richtete dann mit spärlichen Mitteln meine Wohnung ein. Mein Sohn bekam ein Hochbett mit Kuschelecke. Wir sahen uns jedes zweite Wochenende, Samstag bis Sonntag. Mehr schaffte ich nicht. Ich musste mich teilweise achtmal an einem Tag hinlegen, um mich auszuruhen. Es war hart, für uns beide. Er tat mir so leid. Und gleichzeitig wusste ich: Ich gebe alles, was ich kann. Ich liebe ihn und zeige es ihm, so gut ich kann. Mehr geht leider nicht. Mehr braucht es aber auch nicht, versicherte mir meine Therapeutin immer wieder bestärkend. Anstatt Ausflüge zu unternehmen, bauten wir Höhlen, hörten Hörbücher, bastelten, machten ruhige Dinge. Wir spielten uns langsam ein. Ich achtete darauf, dass er seine Bedürfnisse erspürte und äußerte. Meine Bedürfnisse stellte ich oft zurück, bis er wieder bei seinem Vater war und brach dann vor Erschöpfung zusammen. Aber das war okay, Hauptsache, wir hatten eine gute gemeinsame Zeit.

Wie es medizinisch weiterging

Ich werde die Ereignisse stark zusammenfassen, denn in knapp zehn Jahren ist sehr viel passiert.

Meine Therapeutin riet mir, einen Schwerbehindertenstatus zu beantragen, ich brauchte Monate, bis ich mich mit diesem Gedanken anfreunden konnte. Das Ergebnis aller Arztberichte und Gutachten ergab: der Schwerbehinderungsgrad lag bei 50, später wurde er sogar auf 70 erhöht. Das war weit mehr, als ich erwartet hatte. Und ich spürte das Stigma, das damit einherging.

2016 ging ich nach einer Wiedereingliederung zurück in meinen Job. Derselbe Arbeitgeber, dieselbe Position, derselbe Schreibtisch, sogar mein Kleingeld von damals war noch in der Schublade. Man hatte tatsächlich zwei Jahre auf mich gewartet. Ich reduzierte meine Stunden, verbrachte einen Tag im Homeoffice, legte mich in der Mittagspause unter meinen Schreibtisch auf eine Isomatte und mein Kuschelkissen – und ruhte mich aus, um die zweite Hälfte des Arbeitstages zu schaffen. Es war okay. Ich war stolz, wieder arbeiten zu können. Aber ich war auch nur noch mit meiner Arbeit beschäftigt, weil ich die restliche Zeit brauchte, um mich von ihr zu erholen. Liegend, lethargisch. Die Erschöpfung hörte nicht auf. Auch an sehr schlechten Tagen zwang ich mich, trotzdem zu arbeiten. So wurden immer mehr schlechte Tage daraus. Ich wusste, ich würde nicht lange gesund arbeiten können. Ich wollte aber auch nicht einfach aufgeben. So kam es zu einem nächsten Zusammenbruch, ich wurde krankgeschrieben, schämte mich wieder zutiefst, weil ich es »nicht geschafft« hatte. Es dauerte ein Jahr, bis ich wieder arbeiten konnte. Dabei trainierte ich, sobald es wieder möglich war, mit täglichen Belastungsproben darauf hin.

2018 bereitete ich meine Selbständigkeit vor, 2019 war es soweit. So wollte ich Ort und Zeit meiner Arbeit selbständig einteilen können. Es war vielversprechend. Ein Gedanke trieb mich aber um – ich hatte gesehen, wie labil ich war, wie schnell ich wieder zusammenbrechen könnte. Ich wollte stabiler im Leben stehen. So setzte ich meine Hoffnung in die sogenannte Elektrokonvulsionstherapie, kurz EKT, und begab mich 2019 wieder ins Krankenhaus. Bei diesem Verfahren wird der Patientin bzw. dem Patienten in Vollnarkose Strom auf das Gehirn gelegt, es kommt zu einer Art epileptischem Anfall und in der Folge soll sich das Gehirn neu kalibrieren (S. 239). Die Behandlung hat vielen Depressiven schon geholfen, auch wenn sie meist fortwährend erneuert werden muss. Sieben Wochen und neun Vollnarkosen später waren sämtliche meiner Backenzähne locker, aber es gab keine Verbesserung. Im Gegenteil. Nun hatte ich auch noch Panikattacken und war überhaupt nicht mehr belastbar. Im Abschlussbericht stand wie immer »stabilisiert entlassen«. Das Verfahren war meine letzte Hoffnung gewesen und war grundlegend schief gegangen. Ich konnte mich nicht mehr konzentrieren, meine Stimmung war abgrundtief, ich war unendlich erschöpft. An Arbeit war nicht zu denken. Ich versuchte es trotzdem, gab ein Seminar. In der Vorwoche zeigte mein Körper mit unterschiedlichen Infekten, dass mein Stresslevel viel zu hoch war. Am Vorabend musste ich mich übergeben. Am Seminartag war mir so schwindlig, dass ich durchgehend sitzen musste. Ich zog es durch, bekam sehr gute Bewertungen, wusste aber auch: Das war keine gute Idee gewesen, das schaffe ich nicht auf Dauer.

Meine Psychotherapeutin riet mir, mich berenten zu lassen. Das hatte sie schon sehr oft gesagt, aber ich hatte es einfach nicht akzeptieren können. Ich Leistungsmensch sollte plötzlich nicht mehr arbeitsfähig sein? Doch diesmal war es so schlimm, dass ich einsah, dass ich alle Chancen ergriffen und keine Lösung gefunden hatte, die mir wieder eine normale Arbeit und Arbeitszeit ermöglichen würde. Wieder reichte ich alle Arztberichte und Gutachten ein, ein weiteres wurde nach einem Gespräch erstellt. Das Ergebnis kam und es war keine befristete Teilerwerbsminderungsrente, wie ich vermutet hatte, sondern eine unbefristete Vollerwerbsminderungsrente. »Lebenslänglich arbeitsunfähig, maximal drei Arbeitsstunden pro Tag« lautete das Urteil der Gutachter nach Durchsicht sämtlicher ärztlicher Einschätzungen. Ich war entsetzt. Wieder war mir nicht klar gewesen, wie es um mich stand. Wieder hatte ich meine Leistungsfähigkeit über- und meinen Krankheitsgrad unterschätzt.

Ein nächster Schritt, für dessen Akzeptanz ich lange gebraucht hatte, war die Beantragung eines Pflegegrads. Wieder lag der über meinen Erwartungen und wurde statt mit I direkt mit II eingestuft – klare Tendenz zu III. Durch das Pflegegeld konnte ich mir Unterstützung im Haushalt und Begleitung zu Arztterminen organisieren. Das war eine große Hilfe! Es gab so viele Tage, an denen ich mich nicht aus der Wohnung traute, an denen ein Supermarktbesuch eine nächste Panikattacke bedeutete, an denen ich nicht wusste, wie ich es überhaupt schaffen sollte zu duschen.

Meine Selbständigkeit lief weiter, allerdings nur auf Sparflamme. Durch Corona waren über drei Jahre hinweg sämtliche bei mir gebuchte Seminare abgesagt worden. Es war mir fast recht, denn ich fürchtete die erneute Überlastung durch ganze Seminartage. Ich schrieb journalistische Texte für Print- und Onlinemagazine und vor allem coachte ich. Die Erfolge und Zufriedenheit meiner Coachees zeigten: Ich war sehr gut in dem, was ich tat. Ob Arzt, Führungskraft oder Journalistin – meine Coachees empfahlen mich weiter oder kamen bei erneuten Anliegen wieder.

Ich war erfüllt durch das Gefühl, anderen helfen zu können, und hatte durch meine stundenweise Arbeit nicht nur ein kleines Zusatztaschengeld, sondern in diesen Momenten vor allem das wunderschöne Gefühl, Teil der Gesellschaft zu sein, etwas zurückgeben und mein kognitives Potenzial nutzen zu können.

Meine Mutter machte mich auf eine Arte-Dokumentation[1] aufmerksam, in der das Medikament Ketamin und seine Erfolge bei der Behandlung von Depressionen vorgestellt wurden. Ich recherchierte in wissenschaftlichen Artikeln aus der ganzen Welt, ließ mich in Coronazeiten per Video von unterschiedlichen Ärzten in Deutschland beraten. Ich wollte es probieren. Noch aber gab es kaum Ärzte, die sich die Behandlung von Depressiven mit Ketamin zutrauten. Es wurde eine kleine Odyssee mit vielen Anfragen und mehreren Behandlungsstationen, mal teuer, mal aufwendig – bis ich einen Arzt gefunden hatte, der mir seitdem monatlich eine Infusion verabreicht. Das Präparat hilft mir seitdem nun über den Monat hinweg, sodass meine Tiefs nicht mehr so tief sind und damit der Suiziddruck weniger wurde. Eine Art zarte Lebensversicherung.

Wie es heute ist und was Sie mitnehmen können

Ich bin nicht geheilt. Weit entfernt davon. Ich gehe regelmäßig zur Psychotherapie, zum Psychiater, zu einer Selbsthilfegruppe. Nehme zweimal am Tag meine unterschiedlichen Medikamente, gehe einmal im Monat zur Ketamin-Infusion. Und vor allem tue und lasse ich sehr vieles, was dazu beiträgt, dass ich »so stabil und gesund wie möglich« bin – die besten Erfahrungen habe ich für Sie in diesem Buch zusammengestellt.

Meine Herausforderungen, die mich stetig begleiten, sind vor allem starke Erschöpfung, Antriebsschwäche, depressive Emotionen, Dissoziationen (eine Art Wegtreten aus meinem eigenen Körper, bei dem ich mich von außen betrachte; oft in Verbindung mit Apathie und Starre), soziale Ängste und damit verbunden Isolation, andere Ängste, Anspannung, die sich in Form von Magen-, Rücken- und Kopfschmerzen sowie Herzstolpern bemerkbar macht, Schuld- und Schamgefühle, Selbstwertprobleme und an ganz schlechten Tagen: Suiziddruck. Ich habe eine Körperbildstörung, sodass ich mir – je nachdem wie viel ich esse und mich bewege – vorkomme wie eine Heuschrecke oder ein Nilpferd. Vergesse ich meine Abendmedikamente, schlafe ich die gesamte Nacht nicht. Es gibt noch weit mehr Symptome, aber Vollständigkeit ist an dieser Stelle nicht das Ziel. Ich möchte Ihnen nur zeigen, dass es ein ordentliches Paket ist und alle Grundbedürfnisse umfasst – Fühlen, Denken, Schlafen, Essen etc.

Trotz alledem bin ich ein glücklicher Mensch. Ich darf mein Kind in seinem Alltag begleiten, inzwischen an zwölf Tagen im Monat, in den Ferien sogar die Hälfte der Zeit, und ihm eine möglichst gute Mutter sein – gütig, liebevoll, verlässlich, verständnisvoll und fördernd. Ich bin sein Ruhepol und seine Ansprechpartnerin, unter anderem für alles, was mit Gefühlen zu tun hat. Ich führe seit vielen Jahren eine Beziehung und wir beide wollen gemeinsam alt werden – trotz und gerade wegen alledem. Ich habe großartige Freunde. Ich habe eine kleine Großfamilie. Ich kann an guten Tagen meinem Beruf nachgehen und Menschen in ihrer Entwicklung helfen. Ich habe immer wieder Kraft für meine Hobbys. Ich bin sogar ein erstes Mal mit meinem Sohn in einen kurzen Urlaub gefahren. Kurzum:

> —— Ich habe ein wertvolles Leben und das macht mich sehr glücklich.

Ich weiß nicht, wie groß Ihr Paket ist, das Sie tragen. Ich weiß nicht, wie lange Sie es schon tragen. Oder wie dünn das Eis ist, auf dem Sie gehen. Aber eines weiß ich: Wenn ich es unter meinen Bedingungen schaffe, ein glückliches Leben zu führen, dank der zahlreichen Methoden, die ich im Laufe der Zeit für mich entdeckt habe, dann schaffen das noch viel mehr Menschen. Und ich wünsche Ihnen, dass Sie dazugehören. Haben Sie Hoffnung.

Ein wichtiger Hinweis:

Dieses Buch kann keine ärztliche Betreuung und Behandlung ersetzen. Jede und jeder, der sie benötigt, sollte sich an geeignetes ärztliches oder psychotherapeutisches Personal wenden.

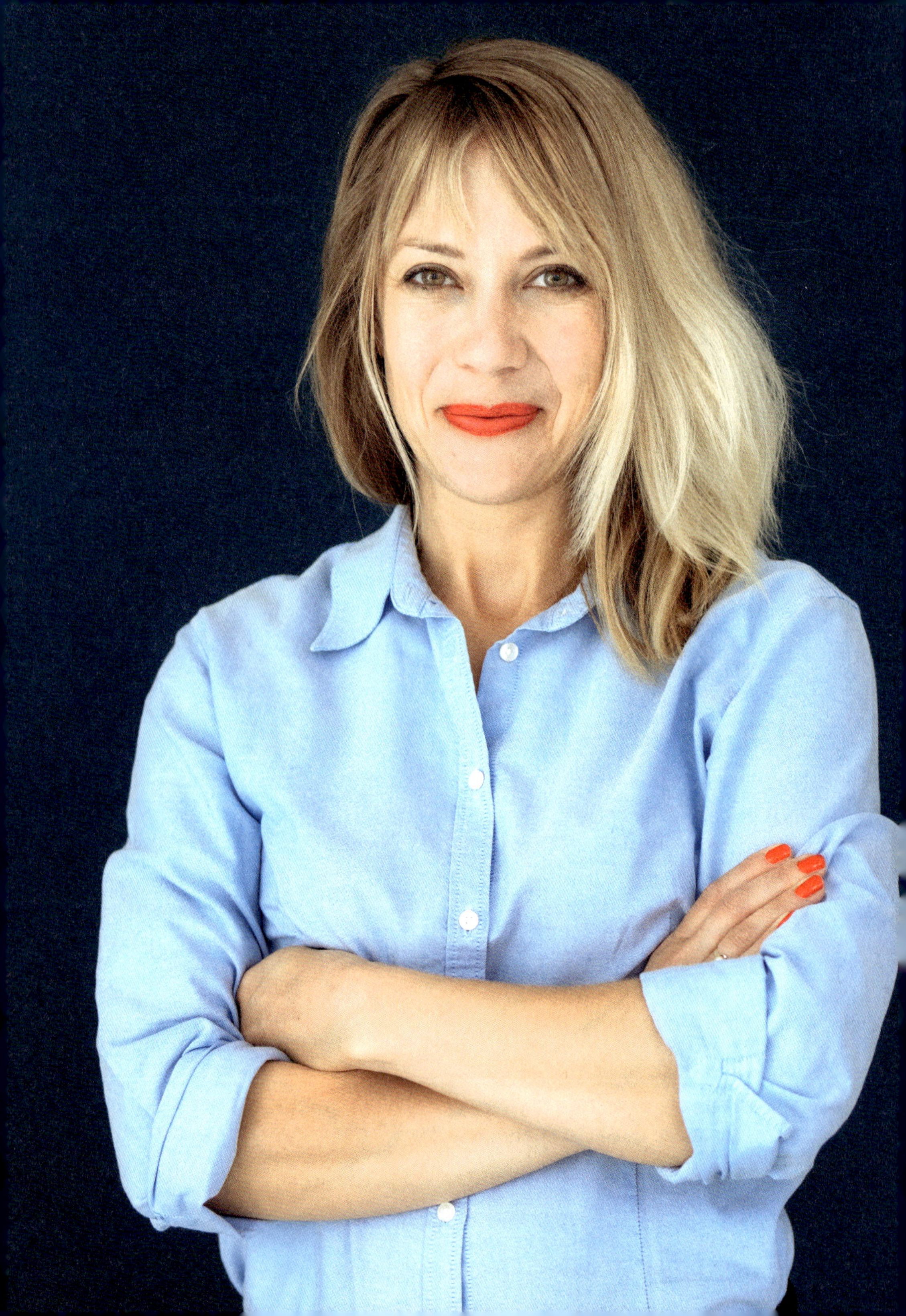

DEPRESSIONEN ÜBERWINDEN UND LEBENSFREUDE ZURÜCKGEWINNEN

100 ANREGUNGEN

VER
STEHEN,
WAS
IST

Depression – Definition und Ursachen

»Depression: Das graue Gefühl. […] Eine Depression ist, wenn all deine Gefühle im Rollstuhl sitzen. Sie haben keine Arme mehr und es ist leider auch gerade niemand zum Schieben da. Womöglich sind auch noch die Reifen platt. Macht sehr müde«, definiert der Protagonist Rico, ein »tiefbegabtes« Kind, in »Rico, Oscar und die Tieferschatten«, einem Kinderbuch von Andreas Steinhöfel.[2] Treffend, wie ich finde.

Medizinisch unterscheidet man zwischen leichter, mittelgradiger und schwerer Depression, zusätzlich ist bedeutsam, ob psychotische Symptome auftreten oder nicht, und ob eine einzelne oder wiederkehrende (rezidivierende) Episode vorliegt. Eine abgeschwächte, aber dauerhafte Form der Depression ist die sogenannte Dysthymie. Und ein Wechsel aus stark euphorischen und depressiven Phasen wird als bipolare affektive Störung, früher manisch-depressive Störung, bezeichnet.

Diagnostisch werden drei Hauptsymptome und sieben Zusatzsymptome unterschieden:

HAUPTSYMPTOME

- gedrückte, depressive Stimmung
- Interessensverlust, Freudlosigkeit
- Antriebsmangel, erhöhte Ermüdbarkeit

ZUSATZSYMPTOME

- gestörte Konzentration und Aufmerksamkeit
- vermindertes Selbstwertgefühl und Selbstvertrauen
- Gefühle von Schuld und Wertlosigkeit
- negativer und pessimistischer Blick in die Zukunft
- Suizidgedanken/-handlungen
- Schlafstörungen
- verminderter Appetit

Für eine leichte Depression müssen mindestens zwei Haupt- und zwei Zusatzsymptome vorliegen. Für eine mittelgradige müssen zwei Haupt- und drei Zusatzsymptome, für eine schwere drei Haupt- und mindestens vier der sieben Zusatzsymptome vorliegen. Alles jeweils über einen Mindestzeitraum von zwei Wochen.

Wie entsteht eine Depression wissenschaftlich betrachtet? Die Kurzantwort: Es gibt unterschiedliche biologische, soziale und psychische Faktoren, die einzeln oder interaktiv eine Depression auslösen oder verstärken können. Es gibt sehr viele unterschiedliche Theorien, die ich hier nur ganz grob zusammenfassen werde.

BIOLOGISCH Tragen wir vererbte Gene einer Depression in uns, macht das den Ausbruch der Krankheit wahrscheinlicher. Allerdings müssen diese Gene zudem aktiviert sein, daher sagt der reine Nachweis dieser Gene noch nichts über den aktuellen oder zukünftigen Gesundheitszustand einer Person aus. Andere organische Auslöser können internistischer oder neurologischer Natur sein, sich im Routinelabor oder CT zeigen, z.B. eine Dysfunktion der Schilddrüse, ein Vitamin-B_{12}-Mangel u.v.m. Eine organische Ausschlussdiagnostik beim Arzt ist also wichtig.

SOZIAL Äußere Umstände, wie ein Jobverlust oder der plötzliche Tod einer nahestehenden Person, können die Krankheit hervorrufen oder verstärken.

PSYCHISCH Ein bedeutsamer Faktor für eine Depression ist psychischer Natur, allem voran Dauerstress. Er kann als Depressionsturbo dienen, wenn bereits andere Faktoren vorliegen, oder kann auch alleine eine Depression auslösen.

Weil dieser komplexe Vorgang vielen Patienten und Patientinnen bei der Akzeptanz ihrer Situation hilft, lohnt es sich, ihn genauer anzuschauen:

In neuen Situationen entscheiden wir sehr schnell zwischen »Gefahr oder Herausforderung?« Im ersten Fall springt das körpereigene Stresssystem sofort an und versetzt uns in Alarmbereitschaft, wodurch wir gewappnet sind für Flucht oder Kampf. Glukose wird ausgeschüttet für mehr Energie, Herzschlag und Atmung sind erhöht – wir können jetzt schnell rennen und uns verteidigen. Für diese Reaktionen ist unser hormonelles und neuronales Stresssystem verantwortlich, das diese Prozesse in Gang setzt, so werden Noradrenalin, Adrenalin und Cortisol ausgeschüttet. Der Parasympathikus, der für Entspannung zuständig ist, wird durch seinen Gegenspieler, den Sympathikus, abgelöst. Wir stehen unter Anspannung.

Kurzfristig ist diese Stress- bzw. Alarmreaktion überlebenswichtig und findet mehrfach täglich statt. In Prüfungssituationen sorgt sie für hohe Konzentration, beim Autofahren für eine schnelle Reaktion, etwa wenn ein Ball auf die Straße rollt. Langfristig aber ist unser Körper nicht für Dauerstress ausgelegt. Die ausgeschütteten Hormone Adrenalin und Cortisol werden nicht ausreichend abgebaut und wir bekommen z. B. Nacken- oder Magenschmerzen, die Immunabwehr wird geschwächt, wir leiden vermehrt unter Grübelgedanken, weil unser Gehirn nicht mehr zur Ruhe kommt – Angst macht sich breit. Das hormonelle Gleichgewicht von Serotonin, Dopamin und Noradrenalin im Gehirn verändert sich und gerät aus der Balance. Fehlt ausreichend Serotonin, sind die Stimmung, der Schlaf oder die Verdauung eventuell beeinträchtigt. Fehlt Noradrenalin, so fehlt auch Antrieb. Es ist unter Umständen der Beginn einer Depression.

Akzeptanz – das Schwierigste zuerst

Akzeptanz bedeutet das Einverständnis, sich einer Sache zu beugen. Man muss nicht mit ihr einverstanden sein, aber man muss verstanden haben, dass es immer noch der beste Weg ist. Und so ist der erste Schritt auf dem Weg der Besserung innerhalb einer Depression die Akzeptanz, also das Verstehen und Eingestehen, dass man krank ist und in der Folge sorgsamer mit sich umgehen und andere Ansprüche an sich stellen sollte. Geschieht das nicht, wirkt sich die Ignoranz wie Treibsand aus: der Patient oder die Patientin überfordert sich immer wieder und gerät tiefer und tiefer in eine Erschöpfungsspirale, in ein Gefühl der Unzulänglichkeit und in die Depression.

Zu verstehen und zu akzeptieren, dass ich krank bin, hat etwa ein Jahr gedauert. Zu verstehen und zu akzeptieren, dass ich schwer krank bin, ein weiteres. Zu verstehen, dass die Erkrankung chronisch ist und es derzeit keine Therapieform gibt, die mich heilen wird, dass ich vielleicht mein Leben lang diese massiven Einschränkungen haben werde, noch viel länger.

Was mir geholfen hat, waren zum einen viele Informationen. Ich habe unzählige Bücher und Fachartikel gelesen, um zunächst die Hintergründe der Erkrankungen zu verstehen. Ich habe gedanklich Szenarien ausgearbeitet, um zu schauen, welches davon ich mir wünsche und welches laut meiner Behandler wahrscheinlich ist. Ich habe viele Reflexionsgespräche mit sehr unterschiedlichen Menschen geführt – die Meinungsvielfalt von Laien und Fachexperten hat mir geholfen, von meiner lebenslang eingefurchten Selbstwahrnehmung eines selbstverantwortlichen Leistungsmenschen etwas Abstand zu gewinnen. Ein neues Bild von mir selbst aufzubauen, von meinem Leben, meinen Werten, meinen Zielen etc., war aber Voraussetzung für meine Akzeptanz. Zudem habe ich gelernt, dass rationale Argumente zwar helfen, aber selbst die schlüssigsten von ihnen manchmal einfach an mir abprallten, weil ich noch nicht bereit war. Mein vermeintlich kluger Kopf hatte also nur bedingten Einfluss auf meine emotionale Akzeptanz. Und dass diese langsamer reift, war in der Form neu für mich und hat meine Geduld auch stark herausgefordert. Deswegen auch ein so langer Prozess. Dazu später mehr.

Medikamente oder Therapie?

»Die Akutbehandlung depressiver Episoden stützt sich im Wesentlichen auf zwei Therapieverfahren: Pharmakotherapie [und] Psychotherapie. Neben diesen Verfahren werden weitere Verfahren angewandt: körperliche Aktivierung/Sport, Wachtherapie (Schlafentzugstherapie), Lichttherapie, Elektrokonvulsionstherapie (EKT) und andere Stimulationsverfahren. Zusätzlich profitieren viele Patienten von psychosozialen Therapien.«[3]

MEDIKAMENTE gegen Depression setzen da an, wo das hormonelle Ungleichgewicht auftaucht: im Gehirn, zwischen den Synapsen. Dazu muss ein Medikament so hoch dosiert sein, dass es die Blut-Hirn-Schranke passiert und im Gehirn seine Wirkung entfalten kann. Da Psychopharmaka aber häufig starke Nebenwirkungen haben, dosiert der Arzt oder die Ärztin zunächst niedrig, um den Körper langsam an die Medikation zu gewöhnen und möglichst wenig Nebenwirkungen hervorzurufen. Behutsam wird die Dosis gesteigert, wenn nötig bis zur empfohlenen Höchstdosis. Setzt dann keine positive Wirkung ein, wird das Medikament langsam ausgeschlichen, also schrittweise reduziert, und ein anderes Präparat in gleicher Manier probiert. Viele Patienten und Patientinnen müssen mehrere Medikamente testen, bevor das richtige für ihren Körper gefunden ist. Ein monatelang dauernder Prozess, der viel Geduld kostet. Zudem bewirken die Medikamente häufig zunächst eine

Steigerung des Antriebs und erst dann eine Aufhellung der Stimmung. Das kann dann gefährlich werden, wenn die betroffene Person unter Selbstverletzungs- oder Suizidgedanken leidet. Dennoch ist dieser Weg der Pharmakotherapie für viele unerlässlich.

DIE PSYCHOTHERAPIE arbeitet auf Ebene der Neuroplastizität, macht sich also die Fähigkeit des Gehirns zunutze, dass es durch Lernen lebenslang neue Nervenbahnen bilden und ausbauen kann. So werden in der Therapie die Veränderung von Denkmustern und Verhaltensweisen besprochen, damit auch die Gefühle sich wieder zum Positiven wenden. Die Patientin lernt, neue gesunde Gewohnheiten anstelle der alten schädlichen umzusetzen, Ängste werden in eine neue Perspektive gesetzt und umgedeutet, usw.

Was die Wirksamkeit von Pharmakotherapie und/oder Psychotherapie angeht, lässt sich sagen: »Zusammengefasst sind die Effekte von Medikamenten und Psychotherapie auf die depressive Symptomatik und im Kurzzeitverlauf also als annähernd gleichwertig anzusehen.« Während bei leichten Verläufen eher zurückhaltend mit Medikamenten behandelt und die Psychotherapie vorgezogen wird, gilt: »Bei schweren und chronischen Depressionen ist eine kombinierte pharmakologische und psychotherapeutische Behandlung einer alleinigen pharmakologischen oder psychotherapeutischen Behandlung überlegen.«[4]

Allerdings braucht es dringend Therapieplätze. Die waren schon vor Corona Mangelware, die Pandemie hat die Zahl der Betroffenen weiter erhöht. Während der Pandemie stieg zudem die Zahl der Patientenanfragen: 2022 lag sie bei Psychotherapeuten um rund 40 % höher als vor der Pandemie, bei Kinder- und Jugendlichenpsychotherapeuten sogar um 48 % höher. [5] Sie werden also wahrscheinlich viel Geduld mitbringen müssen, bis Sie einen regulären Therapieplatz haben.

Mit der Reform der Psychotherapie-Richtlinie wurden im April 2017 zwar neue Behandlungsmöglichkeiten in der ambulanten Psychotherapie eingeführt, wie etwa eine verbesserte Erreichbarkeit der Psychotherapeuten oder die Einführung einer psychotherapeutischen Sprechstunde, der psychotherapeutischen Akutbehandlung und der Rezidivprophylaxe, also der Vorbeugung von einem Wiederauftreten der Erkrankung. Doch auch diese Reform konnte keine Wunder bewirken:

Die Wartezeit auf ein Erstgespräch lag 2022 für gut die Hälfte der Anfragenden bei mehr als 4 Wochen. Die Wartezeit auf eine psychotherapeutische Behandlung hat sich von 2021 auf 2022 noch einmal erhöht. Im Juni 2022 mussten 47 % der Anfragenden mehr als 6 Monate auf einen Platz für Richtlinienbehandlung warten, so der Report Psychotherapie 2023 der Deutschen PsychotherapeutenVereinigung.[6]

Die Ankündigung der Regierung im Koalitionsvertrag von 2021, die Wartezeit auf einen Behandlungsplatz durch Reformen zu verkürzen, ist bisher – 2024 – unerfüllt geblieben.[7] Auf der Strecke bleiben die Patientinnen und Patienten. Denn diese müssen sich zunächst durch Dutzende Telefonnummern von Therapeutinnen und Psychiatern telefonieren, dann die langen Wartezeiten hinnehmen und im Zweifel eine Verschlechterung oder auch Chronifizierung[8] ihres Zustandes aushalten.

Die mangelnde Versorgung in Deutschland führt gleichzeitig dazu, dass qualitativ minderwertige Hilfsangebote entstehen. Dubiose Online-Kurse mit großen Versprechungen, Heilpraktiker-Angebote für psychisch Schwerkranke (die ein Heilpraktiker für Psychotherapie rechtlich nicht behandeln darf) oder Retreats mit Influencer-Stars und -Sternchen ohne jede Fachkompetenz sind da nur drei Beispiele. Was sich allerdings verbessert hat, ist das digitale Angebot, das teils auch von Krankenkassen unterstützt wird. Beispiele sind Meditations- oder Therapie-Apps, mehr dazu finden Sie in den Empfehlungen (S. 250). Hier wird in den kommenden Jahren sicherlich noch viel mehr wissenschaftlich entwickelt, evaluiert und möglich sein. Ein Verzeichnis der derzeitig aufgenommenen digitalen Gesundheitsanwendungen (DiGA) finden Sie zum Beispiel beim Bundesinstitut für Arzneimittel und Medizinprodukte.[9]

Nicht allein – Zahlen, Daten, Fakten

Betroffene von psychischen Erkrankungen fühlen sich häufig allein mit ihrer Erkrankung, sehen sich selbst in der Schuld oder scheuen sich, offen über ihre Erkrankung zu sprechen aus Angst vor Stigmatisierung. Dabei kennt jeder jemanden, der psychisch belastet oder krank ist. Oft kennt man sogar gleich mehrere Personen. Kein Wunder. Erkrankungen der Psyche sind weit verbreitet und können potenziell Jede und Jeden treffen: Obdachlose und Manager, Jugendliche und Senioren, Frauen und Männer.

Schauen wir uns also die aktuellen Zahlen und Fakten an: »In Deutschland leiden aktuell etwa 5,3 Millionen Menschen an einer depressiven Störung. Im Vergleich zu anderen EU-Staaten zeigen deutsche Bürgerinnen und Bürger häufiger Symptome, die auf eine Depression hindeuten. Auch jüngere Menschen haben in Deutschland häufiger eine depressive Symptomatik als der Durchschnitt der EU-Mitgliedstaaten«, so die Organisation Freunde fürs Leben.[10]

Laut der Deutschen Gesellschaft für Psychiatrie und Psychotherapie, Psychosomatik und Nervenheilkunde (DGPPN) erfüllt bundesweit jeder dritte bis vierte Erwachsene im Zeitraum eines Jahres die Kriterien einer psychischen Erkrankung, das sind etwa 18 Millionen Betroffene. Davon sucht sich allerdings nur jede fünfte Person Hilfe.[11]

Zwar bleibt die Häufigkeit psychischer Erkrankungen über die Jahre recht stabil. Doch werden psychische Erkrankungen immer häufiger erkannt, diagnostiziert und behandelt.[12]

Zwischen 2012 und 2022 hat sich die Zahl der psychisch bedingten Fehltage nach Angaben des Bundesarbeitsministeriums mehr als verdoppelt auf 132 Millionen Tage.[13] Psychische Erkrankungen gehören zu den häufigsten Ursachen für Arbeitsunfähigkeitstage und sind oft mit langen Ausfallzeiten verbunden,[14] im Durchschnitt 36,6 Tage im Jahr 2022. Die Techniker Krankenkasse spricht sogar von 46–47 Tagen, je nach Geschlecht.[15]

Psychische und Verhaltensstörungen sind mit 42,3 % Grund Nummer eins, weshalb Menschen in Erwerbsminderungsrente gehen müssen, belegen das Bundesministerium für Arbeit und Soziales zusammen mit der Bundesanstalt für Arbeitsschutz und Arbeitsmedizin[16] sowie die Rentenkasse.[17] Das Durchschnittsalter dafür liegt bei 53 bis 54 Jahren, je nach Geschlecht – einem Alter, in dem die wenigsten finanziell ausgesorgt haben, was den Druck zusätzlich erhöht.[18]

Was speziell Depressionen so mächtig macht: Die Krankheit verringert die Lebensqualität. Die Weltgesundheitsorganisation (WHO) bestätigt, dass Depression inzwischen weltweit die Erkrankung ist, die die meisten gesunden Lebensjahre raubt. Der emotionale Spielraum der Betroffenen wird eingeengt, ebenso der soziale und finanzielle. Gleichzeitig steigen Leidensdruck und die Gefahr von zum Beispiel Sucht- oder somatischen Erkrankungen. Außerdem sterben Menschen mit schweren psychischen Störungen zehn bis zwanzig Jahre früher.[19] In der Berechnung sind Suizide noch nicht eingerechnet. Die kommen aber noch hinzu. Denn psychische Störungen können lebensgefährlich werden.

Jeden Tag sterben in Deutschland etwa 28 Menschen durch Suizid[20], 10119 im Jahr 2022 gesamt. Das ist mehr als durch Verkehrsunfälle, Drogen, Mord und HIV zusammen.[21] Die Zahl der Suizidversuche ist schätzungsweise 15- bis 20-mal so hoch, so die Stiftung Deutsche Depressionshilfe und Suizidprävention.[22] Einem Suizid geht häufig eine psychische Erkrankung voraus, etwa schwere Depressionen oder Schizophrenie. Psychische Störungen erhöhen das Risiko eines Suizides um das bis zu 30- bis 50-Fache gegenüber der Allgemeinbevölkerung[23].

Es begehen 15 Prozent der an schweren Depressionen Erkrankten Suizid; 56 Prozent begehen einen Suizidversuch.[24] In der Altersgruppe bis 29 Jahren ist der Suizid die zweithäufigste Todesursache nach Unfällen.[25]

DIE BOTSCHAFTEN LAUTEN ALSO:

1. Nehmen Sie die Erkrankung sehr ernst, sie kann unter Umständen stark einschränkend oder sogar lebensgefährdend werden.
2. Sie sind nicht alleine und Sie dürfen sich Hilfe suchen.

Gefühle – wozu?

Wie gut sind Sie in Gefühlslehre? Manche Eltern fordern, Gefühle sollten in Schulen im Unterricht behandelt werden (wie etwa das Schulfach »Glück« in Finnland), andere sehen die Eltern bei dem Thema in der Pflicht. Doch wer kennt sich schon wirklich mit Gefühlen aus? Dabei steuern sie uns und umgekehrt steuern wir sie aktiv. Jeden Tag. Tausendfach. Über positive Gefühle wie Freude, Stolz oder Liebe reden wir in unserer Gesellschaft mehr und freiwilliger als über »negative«, wie etwa Angst, Wut, Scham und Schuld. Gerade deshalb wissen die meisten Menschen über die als negativ bewerteten Gefühle eher weniger, was dann zum Verhängnis wird, wenn diese Gefühle eine unkontrollierbare Eigendynamik entwickeln, wie in einer Depression. Ich selbst jedenfalls musste viel Basiswissen rund um Gefühle nachholen. Wenn ich im Folgenden also etwas beschreibe, das für Sie selbstverständlich ist, sehen Sie es mir bitte nach.

Gefühle drücken Bewertungen aus. Wir sehen Hundewelpen, unsere Reaktion ist Freude. Sie drücken aber auch Bedürfnisse aus bzw. die Gefühle haben die Funktion, unsere Bedürfnisse zu schützen. Beispiel: Wir erleben einen Verlust und unsere Reaktion ist Traurigkeit, um den Verlust zu verarbeiten. In unserer Verletzbarkeit weinen wir etwa, eine Reaktion, die uns nach außen hin verletzbar zeigt und somit Mitmenschen zum Trösten einlädt. Durch Zuwendung kommen wir besser aus dem unangenehmen Gefühl des Verlustes heraus.

Ich lernte auch, dass es Sekundärgefühle gibt, also solche, die anstelle eines eigentlichen Gefühls treten. Wut zum Beispiel ist ein Sekundärgefühl und dahinter verbergen sich häufig Trauer oder Angst. Etwa die Angst, etwas zu verlieren: Besitz, Sicherheit, Kontrolle, das eigene Recht, den eigenen Selbstwert. Jemand überschreitet eine unserer Grenzen, beleidigt uns zum Beispiel und unsere Reaktion ist Wut, um die Grenze klarzumachen und respektiert zu wissen. Wir wollen unbedingt unser Bedürfnis nach einem intakten Selbstwert schützen.

Ich persönlich hatte mit Ausbruch der Erkrankung plötzlich enorme Wutausbrüche. Etwas, das ich von mir gar nicht kannte. Ich fragte sogar alte Freunde und Familienmitglieder, ob sie mich jemals unkontrolliert wütend erlebt hatten. Nein, nie. Meine Therapeutin sagte: »Als Kind durften Sie nicht wütend sein, da mussten sie angepasst und lieb sein, pflegeleicht und hilfsbereit. Da hat sich eine Menge Wut angestaut. Dass die jetzt rauskommt, ist doch gut.« Wie ein Ball, den man jahrelang unter Wasser gedrückt hatte und der jetzt bei der kleinsten Unachtsamkeit oder Schwäche hochschnellte, mitten ins Gesicht.

Ich aber konnte zunächst gar nichts Gutes daran finden, denn ich fühlte mich nicht mehr als Herrin im Haus meiner Gefühle, erkannte mich selbst nicht mehr wieder, wenn ich in Wut ein Glas auf den Boden und meinem Lebensgefährten gemeine Aussagen an den Kopf warf.

So wollte ich nicht sein. Es dauerte, bis ich verstand, dass ich mir zuvor in Wutsituationen hilflos vorgekommen war und nun versuchte, die Kontrolle wiederzuerlangen. Vor allem die Kontrolle über meinen Selbstwert. So oft fühlte ich mich entwertet, herabgesetzt. Und das auch dann, wenn es von meinem Gegenüber gar nicht so gesagt und/oder gemeint gewesen war. Mein Selbstwert war einfach verkümmert durch die Erkrankung und auch durch alle einschränkenden Auswirkungen, die die Erkrankung mit sich brachte. So war ich schnell in meinen Grundfesten zu erschüttern. Ich lernte, dass ich an meiner Selbstsicherheit und meinem Selbstwert arbeiten musste, wenn ich die Wut besser kontrollieren wollte. Das war mein Schlüssel, hier setzte ich an und siehe da: die Wut kam weniger oft und weniger heftig. Ich fühlte mich wieder mehr als ich selbst.

Andere große Gefühle waren Scham und Schuld, beide typisch für Menschen mit Depressionen. Ich persönlich schämte mich sehr dafür, dass ich mental krank war. Zum einen, weil es ja keine »richtige« Krankheit war – ich lag ja nicht im Bett – und zum anderen, weil ich mir selbst sehr viel Schuld daran gab, dass es überhaupt dazu gekommen war. In der Therapie lernte ich, dass die Funktion von Scham ist, uns dabei zu helfen, Teil einer Gruppe zu sein und zu bleiben. Wir halten zum Beispiel Regeln ein, weil wir uns wünschen, von der Gemeinschaft angenommen zu werden. Verstoßen wir gegen Regeln, schämen wir uns, weil damit die Ablehnung unserer Person oder unseres Verhaltens durch die Gruppe einhergehen kann, wir fürchten den Ausschluss – ein Prozess, den wir durch die Bitte um Entschuldigung versuchen aufzulösen. Aber wofür sollte ich mich entschuldigen? Und bei wem? Ich begriff langsam, dass ich das Stigma fürchtete, das in der Gesellschaft mit mentalen Erkrankungen einhergeht. Vor allem vom Arbeitsumfeld wollte ich nicht verurteilt werden. Oder von mir selbst, denn am Ende war ich meine härteste Richterin. Ich brauchte viel Information rund um die Erkrankung, viel Akzeptanz und viele Erfahrungen der Selbstwirksamkeit, um die krankhaft erhöhte Scham irgendwann an die Leine legen zu können.

Immer wieder reflektierte ich: Was an diesem oder jenem Gefühl ist angemessen, was ist krankhaft? Was ist die Funktion eines jeweiligen Gefühls, wobei hilft es mir direkt oder indirekt? Ich tauschte mich dazu viel mit meinem Partner, mit Freunden, Mitpatienten und meiner Therapeutin aus, der Abgleich von Selbst- und Fremdbild half mir, den inneren Gefühlskompass immer wieder auszurichten. Ich arbeitete auch mit dem Bild des inneren Kindes, das ich aus der Schematherapie kannte. Viele Menschen kennen es aus dem Bestseller »Das Kind in Dir muss Heimat finden« von Stefanie Stahl.[26] Was braucht die kleine traurige Rieke, wie mich meine Familie in Kindertagen nannte? Was würde ihr jetzt guttun? So bekam ich einen besseren Zugang zu meinen Bedürfnissen und somit nach und nach auch ein besseres Verständnis von meinen und für meine Gefühle.

DIE EIGENE IDENTITÄT UND HALTUNG

Wer bin ich, wenn ich nichts leiste?

Viele berufstätige Menschen definieren sich stark über ihre Arbeit. »Ich bin Klempner, Ärztin, Gärtnerin, Buchhalter.« »Was machen Sie so?« ist in Deutschland häufig die Frage nach dem Beruf. Und wenn wir uns freitags fragen, was wir die Woche eigentlich geschafft haben, so bezieht sich die Antwort oft auf die beruflichen Erfolge. Doch wenn der Job plötzlich wegfällt – durch Kündigung, Elternschaft, Rente oder eben Krankheit – dann fehlt uns ein Teil unserer Identität. Das ist der Punkt, an dem der Selbstwert bröckelt und an dem eine nicht berufliche Antwort auf die Frage dringlich wird: »Wer bin ich, wenn ich nichts leiste?« Im Coaching begleite ich Klientinnen und Klienten durch diese Umbruchphasen. Privat aber musste ich lange dafür arbeiten, um diesen Umbruch selbst zu bewältigen.

Ich hatte mich nämlich immer über Leistung definiert. Nicht, weil meine Eltern oder andere es mir abverlangt hätten, sondern weil die Lebenssituation in meiner Kindheit es gefordert hat – und es meine beste Strategie war, dem Leben zu begegnen. Mit Leistung und Ergebnissen. Bis ich damit nicht mehr weiterkam. Ich bin die jüngere von zwei Töchtern, ich war gesund bei der Geburt, meine Schwester war es leider nicht. Sie hat eine körperliche schwere Behinderung. Sie musste dreimal am Tag Krankengymnastik machen und brauchte mehrmals täglich pflegerische

Unterstützung durch meine Eltern. Sie konnte gehen, humpelte aber. Sie konnte schwimmen, aber viele andere Sportarten nicht betreiben. Die Situation war für uns alle normal, aber es war auch normal, dass die Familie darum herum besonders gut funktionieren musste. Und dass ich mein volles Potenzial nutzen musste, um nicht undankbar zu erscheinen für meine geschenkte Gesundheit. Schließlich musste meine Schwester für so vieles an ihre Grenzen und darüber hinaus gehen. Es wäre doch unfair, wenn ich das nicht täte. So jedenfalls war immer meine innere Haltung gewesen und ich nahm an, dass alle anderen es auch so sehen und von mir erwarten müssten. Und so nahm ich, langsam, aber sicher, die Rolle des fleißigen Lieschens an. Es gab etwas aus dem Keller zu holen? »Ich geh schon!« Es musste irgendwo mitgeholfen werden? »Ich mach schon!« Ich lernte schnell, dass ich meine Familie durch Fleiß und Hilfsbereitschaft entlasten konnte. Dass alle stolz waren, wie selbständig ich war. Dass andere Menschen meine Freundlichkeit und mein beherztes Anpacken schätzten. Also baute ich das weiter aus. In der Grundschule war ich Musterschülerin, war schnell, bekam Sonderaufgaben, war immer eifrig. Ich blieb in dieser Rolle, mein Leben lang. Zugegeben, es war nicht die schlechteste Rolle, die man haben kann, denn ich hatte schließlich Erfolg. Fleiß ist anerkannt in unserer Gesellschaft. Und so arbeitete ich auch immer mehr und besser als andere, selbst wenn die schon sehr viel und sehr gut arbeiteten.

> — Ich wollte durch Leistung auffallen und gefallen. Der Plan wäre sicher auch aufgegangen. Wenn er mich nicht fast umgebracht hätte.

Mit der noch nicht diagnostizierten Depression hätte ich dringend abbremsen müssen, das Tempo drosseln, meine Kräfte schonen. Stattdessen tat ich das, was ich kannte: Ich arbeitete noch mehr, verausgabte mich noch mehr. Dachte, ich muss und kann alles nur aus eigener Kraft schaffen. Wusste nicht, dass, wen und wie ich um Hilfe fragen sollte. Als ich dann krankgeschrieben zu Hause war und lethargisch auf der Couch lag, es nicht einmal schaffte, mir ein Glas Wasser zu holen, wuchs die anfangs noch kleine Frage ins Unermessliche: Wer bin ich, wenn ich nichts leiste? Faul, lautete die innere Antwort, nutzlos. Wenn ich nichts leisten kann? Dann wäre ich krank. Aber ich war ja nur müde. Oder?

Wenn mein Mann nach einem Arbeitstag und seiner Pendelstrecke nach Hause kam, saß ich immer noch auf der Couch, depressiv und dazu totunglücklich, dass ich nichts vollbracht hatte an dem Tag. »Du hast geschafft, die Spülmaschine auszuräumen, das ist doch schon mal richtig viel!« Diese Aussagen hörte ich, verstand und akzeptierte sie aber nicht, denn sie hatten nichts mit meinem Selbstverständnis zu tun. Obwohl mir bewusst war, dass diese Aktivität, Geschirr aus der Spülmaschine aus- und in Schränke einzuräumen, mich unendlich viel Kraft gekostet hatte. Anerkennen konnte ich das nicht.

Selbst als meine Aktivitäten wieder mehr wurden, als ich meinen Sohn zu Fuß vom Kindergarten abholen konnte, als ich später eine eigene Wohnung mehr oder weniger sauber halten, als ich irgendwann wieder Freunde treffen konnte, stellte ich mir immer wieder die Frage: Wer bin ich, wenn ich nichts leiste?

Selbst viele Jahre später, als ich wieder stundenweise arbeitete oder sogar meine eigene Firma gegründet hatte, wusste ich keine Antwort auf die Frage: »Was machen Sie beruflich?«, denn es fühlte sich nicht wie »richtige Arbeit« an. »Richtige Arbeit« war eine Vollzeitstelle, war abends erschöpft nach Hause kommen, war Verantwortung und Hochleistung. Ich dagegen war nur stundenweise im Einsatz. Als die Erwerbsminderungsrente bewilligt wurde, voll und unbefristet, hätte ich jubeln sollen, schließlich war ich finanziell einigermaßen abgesichert. Aber ich versank in ein tiefes Loch, denn: Wer bin ich, wenn ich nur drei Stunden oder gar nicht arbeiten kann?

— Heute habe ich eine Sprachregelung für mich entwickelt, was ich antworte, wenn irgendjemand einmal wieder fragt: »Was machen Sie beruflich?« »Hauptberuflich bin ich Mensch«, sage ich dann.

Gemäß Jan Fedder, dem Hamburger Original, der weiter ergänzte »und nebenberuflich bin ich Schauspieler«. Mit dieser Antwort kann ich, so weiß ich nun nach vielen Jahren, besser leben als zum Beispiel mit »ich bin Rentnerin« – denn dann kommen Nachfragen, deren Antworten ich aber nicht mit allen Menschen teilen möchte. Wenn ich einmal zwischen 60 und 70 Jahre alt bin, wird das leichter. Ich kann damit auch besser leben als mit »Ich bin Mutter und Hausfrau.« – durch meine so fleißige Mutter und meine Großmutter, die beide arbeiteten, kam mir Hausfrau nie als etwas »Richtiges« vor. Oder mit »Ich bin Trainerin und Coach.« –, denn das ist ja nur ein ganz kleiner Teil meines Lebens. In erster Linie kümmere ich mich um meine Gesundheit, um mein Kind, um die Menschen, die ich liebe. Und erst dann kommen die Klientinnen und Klienten.

Wer bin ich also, wenn ich nichts leiste? Mensch. Ich bin Mensch. Ich denke, ich fühle, ich handle. Ich bin Mensch. Und das ist absolut genug.

Werte: Prioritäten und Energie

Werte sind der Kompass unseres Lebens. Sie bestimmen darüber, welche Prioritäten wir setzen, worin wir unsere Zeit, Energie oder auch unser Geld investieren möchten. Wofür es sich zu kämpfen lohnt. Und wo wir unsere Grenzen ziehen müssen. Handeln wir entgegen unseren Werten, kommt es zu inneren Konflikten, die Stress auslösen. Für die eine bedeutet dies schlaflose Nächte, ein anderer rutscht aber vielleicht sogar in ein Burnout oder eine Depression – oder verstärkt diese. Und gerade in einer Erschöpfungsdepression ist es elementar wichtig zu wissen, wofür man seine wenigen Energieeinheiten einsetzt und wofür keine Energie übrig ist.

Ein Beispiel aus dem Coaching: Ein Pressesprecher, der als hohen Wert »Ehrlichkeit/Aufrichtigkeit« nennt, ist plötzlich durch seinen Arbeitgeber genötigt zu lügen. Er soll wirtschaftliche Kennzahlen im Sinne der Firma positiver benennen, als sie auf dem Papier sind. Er geht irgendwann nur noch mit Magenschmerzen zur Arbeit – bis er einen Zusammenbruch erleidet und für lange Zeit ausfällt. Der Wertekonflikt war für ihn nicht tragbar. Er weiß heute: Das würde ihm nicht mehr passieren, er würde sich frühzeitig abgrenzen und einer solchen Bitte zu lügen nicht mehr nachkommen – auch wenn es bedeuten würde, dass er kündigen müsste.

Viele Menschen, die stark stressbelastet zu mir ins Coaching kommen, haben Wertekonflikte erlebt oder stecken noch mittendrin. Daher analysieren wir diese immer gleich zu Beginn, was Fehlgewichtungen in ihrem Leben erstaunlich klar offenlegt. Klassischerweise entstehen zum Beispiel Konflikte bei fehlender Balance zwischen »Job« und »Familie« oder auch »Job« und »Gesundheit«, aber sie können individuell sehr verschieden sein.

Auch ich habe lange mit Wertekonflikten zu kämpfen gehabt, erst beruflich, dann privat. Nachdem ich von meiner Schwangerschaft erfahren hatte, war für mich zum Beispiel völlig klar gewesen, dass das Wichtigste in meinem Leben mein Kind ist. Es gab nichts, was mir relevanter erschien, nicht mal ich selbst. Als ich schwer krank wurde, kam dieses Bild ins Ungleichgewicht. Plötzlich erzählten mir die behandelnden Personen, dass ich selbst an erster Stelle stehen müsse, dass ich im Flugzeug doch auch erst mir selbst und dann meinem Kind die Sauerstoffmaske überziehen müsste. Ich wäre schließlich auch keine Hilfe für meinen Sohn, wenn ich nicht mehr könnte – oder wenn es mich gar nicht mehr gäbe. Wieder habe ich es gehört, kognitiv auch verstanden, aber emotional war ich nicht einverstanden. Es brauchte Jahre, bis ich verinnerlicht hatte und umsetzen konnte, dass ich zuerst auf mich selbst achten und meine dringenden Bedürfnisse befriedigen musste, bevor ich voll und ganz für mein Kind da sein konnte. Emotionale Verankerung braucht Zeit, das merkte ich an diesem Beispiel wieder einmal mehr. Und das Gras wächst nicht schneller, wenn man daran zieht. Da hilft also auch kein schlauer Kopf mit vielen Argumenten. Oder eiserner Wille und der Bruch übers Knie. Es muss einfach reifen.

> — Gelernt habe ich über Frust. Den Frust nämlich darüber, was passiert, wenn ich nicht ausreichend auf mich achtete.

Wenn ich mich am Tag zigmal hinlegen musste, wenn ich meinem damals Fünfjährigen sagen musste: »Es tut mir leid, aber ich brauche eine Pause. Spiel ruhig weiter, ich komm gleich wieder.« Es brach mir das Herz. Immer wieder. Aber so lernte ich. Ich lernte meine Energiespeicher und -löcher besser kennen, ich lernte, auf meine Bedürfnisse zu hören und sie zu kommunizieren. Und so wurde es für alle nicht schwerer, sondern leichter. Ich konnte besser absehen, wann ich auf eine Energieuntergrenze zusteuerte, und konnte ihn mit einbinden: »Wenn wir jetzt toben, brauche ich danach eine große Pause, wenn wir Karten spielen, reicht vielleicht eine kleine. Ich mache beides sehr gerne mit Dir. Du darfst aussuchen, denn Du bist ja auch derjenige, der für eine Zeit alleine ist, wenn ich eine Pause mache.« Für uns beide funktionierte das.

Über diese neuen Grenzen und Möglichkeiten definierte ich meine Prioritäten neu. Ich muss gestehen: es fühlt sich manchmal immer noch falsch an, dass ich mich an erste Stelle setze – der Esel nennt sich immer zuerst, ein Glaubenssatz, der offenbar tief in mir drin sitzt. Aber es gelingt mir inzwischen immer häufiger, dass ich im Vorfeld gut auf mich achte, um danach wieder für andere da sein zu können. Wenn ich die Wahl habe zwischen einem Infusionstermin oder Zeit mit meinem Sohn, dann weiß ich, dass ich die Infusion brauche, um ihm die bestmögliche Mutter zu sein, die ich sein möchte.

So hatten also auf meiner Werteskala die Punkte »Mein Kind« und »Meine Gesundheit« die Plätze gewechselt. Und es sollte noch sehr lange dauern, bis auf Platz 3 nicht mehr »Arbeit« stand, sondern die Menschen, die ich liebe. Auch das war ein schmerzhafter Umlernprozess, der viel mit meinem eigenen Selbstbild und Selbstwert zu tun hatte. Dazu auch das Kapitel »Wer bin ich, wenn ich nichts leiste?« (S. 42).

Zuverlässigkeit war immer einer meiner höchsten Werte, bedingt durch das Aufwachsen mit meiner auf Hilfe angewiesenen Schwester. Ich lernte sehr früh, sehr viel Verantwortung auf meine Schultern zu nehmen. Dass sich andere auf mich verließen, war ein Lob an meine Zuverlässigkeit. Was man sich vornimmt, muss man auch zu Ende bringen. Heute ist es leider so, dass ich viele Verabredungen und Termine absagen muss, weil es mir an dem Tag zu der Zeit nicht gut genug geht. Mich ärgert das nach wie vor, weil ich gerne zuverlässig bin. Aber mein Ärger kratzt nicht mehr an meinem Selbstwert, ich kann mir besser verzeihen. Meine Freunde sowie Ärzte und Therapeuten helfen mir dabei, indem sie mir versichern, dass es sehr gut ist, wenn ich auf mich Acht gebe und dass sie mir nicht böse sind. Auch bringe ich nicht mehr alles zu Ende, was ich mir vornehme. Lieber heilsam abbrechen, auch wenn es frustriert, als mit schweren Folgen zu Ende zu bringen. Ich muss immer wieder, jeden Tag und jede Stunde, abwägen, wie weit meine Kraft noch reicht. Und oft muss ich meine Pläne streichen oder zumindest reduzieren. Das ist einfach so. Ändern kann ich es nicht, ich kann es nur akzeptieren. Und je mehr Raum ich Ärger und Frust gebe, statt die Ruhe anzunehmen, desto länger dauert zwangsläufig die Ruhephase. Mein großer Ehrgeiz und Antrieb von früher sind Treibsand geworden, denn wenn ich mich zu sehr anstrenge, saugt mich die Erschöpfung völlig auf.

Es gibt immer wieder Situationen, in denen ich mich entscheiden muss: Was ist wichtiger? Für wen und was habe ich Zeit? Was sage ich ab, weil etwas Wichtigeres im Raume steht? Meine rare Ressource dazu ist nicht Zeit, denn davon habe ich meist genug. Es ist Energie. Für wen und was möchte ich meine kargen Energiereserven nutzen? Hierauf keine klare Antwort zu wissen, würde mich jeden Tag aufs Neue in ein schlechtes Gewissen oder Fehlentscheidungen leiten. Ich genieße, dass ich meine Prioritäten heute so klar für mich definiert habe, denn das bedeutet Klarheit und Akzeptanz.

Mission – mein Wozu

Es war Victor Frankl, ein Arzt in KZ-Inhaftierung, der schrieb: »Wer ein Warum zu leben hat, erträgt fast jedes Wie.« Als Psychotherapeut hat er diese Lebensweisheit aber nicht nur auf seine besondere Lebenslage gemünzt, sondern sie auch seinen Patienten mitgegeben: Solange ich weiß, wofür ich das alles aushalte, so lange werde ich die Kraft haben, auch dunkle Zeiten oder Umstände durchzustehen.

Gerade in einer Depression kann es enorm wichtig sein zu wissen, was das eigene, persönliche Wozu ist, um die schweren Phasen durchzustehen. Und gleichzeitig ist es genau im Rahmen dieser Krankheit am schwierigsten. Denn selbst gesunden Menschen fällt es oft schwer, ihre Mission im Leben zu definieren. Wenn dann aber in einer depressiven Episode Hoffnungslosigkeit über allen Gedanken liegt, ist es besonders herausfordernd, das eigene Ziel klar zu sehen. Was in diesen Zeiten helfen kann, sind kleinere Etappenziele, etwa:

- »Möglichst viele schöne Momente sammeln.«
- »Diesen Tag gut überstehen.«
- »Einem Freund zeigen, dass er mir wichtig ist.«

Und wenn der Kopf hoffnungsvoller und klarer denken kann, wagt man sich an etwas Größeres heran: »Wozu möchte ich (weiter-)leben, was möchte ich noch erleben?« Diese Frage wird auch in Therapiegesprächen zu Suizidalität gestellt. Denn es ist etwas anderes, die dunklen Gefühle nicht mehr auszuhalten zu können oder zu wollen, als tatsächlich sterben zu wollen. Sterben möchte kaum ein Depressiver, oft geht es nur darum, die Last der Krankheit nicht mehr aushalten zu können. Deshalb ist die Umkehr der Frage an dieser Stelle sehr wichtig und wertvoll, denn es kommen ganz andere Antworten heraus: »Dass Borussia Meister wird.« »Die Hochzeit meiner Tochter.« »Den nächsten Sommer im Garten.«

Und in guten Phasen können Sie sich dann an das große Ganze heranwagen:

- »Was möchte ich im Leben erreichen oder erschaffen?«
- »Was möchte ich hinterlassen?«
- »Für wen möchte ich etwas erreichen, wen befähigen?«
- »Was wünsche ich mir für mich selbst?«
- »Was bedeutet ein erfülltes Leben für mich, was davon kann ich trotz Krankheit erreichen?«

Aus alledem fügt sich irgendwann ein Bild zusammen. Ein Zielbild.

- »Auf einer Skala von 1–10, wie klar ist dieses Zielbild bei Ihnen schon?«
- »Was braucht es, damit es für Sie klarer wird?«

All diese Fragen können bei der Suche nach dem eigenen Wozu helfen. Mein persönliches Wozu ist lange gereift. Ich wusste, es würde meinen Sohn beinhalten. Aber so ganz genau war mir nicht klar, wie ich mein Wozu definiere. Ich habe viele Gedanken und Worte gedreht und gewendet, es passte nichts zu den Möglichkeiten, zu den Notwendigkeiten, vor allem nichts zu den Einschränkungen. Doch eines Tages war es kristallklar in meinem Kopf:

> »Ich möchte meinen Sohn so gut wie möglich und so lange wie möglich begleiten auf seinem Weg in ein möglichst gesundes, glückliches und selbständiges Leben.«

Mein Wozu ist so glasklar verinnerlicht, dass man mich nachts um drei wecken könnte, ich wüsste es sofort. Ich bin mir aber auch bewusst, dass ich in einigen Jahren ein neues Wozu brauche, nämlich dann, wenn mein Sohn vollends flügge ist. Aber für den Moment ist es genau das. Die genaue Formulierung war wichtig für mich, zum Beispiel:

»So gut wie möglich« bedeutet nach meinem besten Vermögen, auch wenn es nicht perfekt ist. Dieser Gedanke entlastet mich oft, denn intuitiv wäre ich natürlich gern ein perfekter Elternteil.

»Ein möglichst gesundes Leben« kann ich ihm nur ermöglichen, wenn ich ihm ein positives Vorbild bin, wenn ich gut auf meine mentale und körperliche Gesundheit Acht gebe und ihm dies auch beibringe.

Und »selbständig«, denn ich bin mir bewusst, dass ich als Mutter nur einen Zeitvertrag in seinem Leben habe. Als er neugeboren war, brauchte er mich nahezu ununterbrochen; heute, als Teenager, ist er froh, auch mal alleine zu sein. Ich versuche, für ihn da zu sein, wenn er mich braucht und möchte – und ihm Freiraum zu lassen, wo er seine Flügel ausbreitet.

Und wenn er eines Tages sicher fliegt, dann werde ich mein neues Wozu formulieren. Bis dahin parke ich es »on the backseat of my mind«, wie Heather Nova einmal gesungen hat, auf den Rücksitz meines Hirns.[27]

Meine Ressourcen, meine Stärken

In einem Führungskräftetraining lernte ich, dass ich nur Höchstleistungen erbringen würde, wenn ich mich auf meine Stärken konzentrierte, nicht aber, wenn ich nur meine Schwächen versuchte auszugleichen. Dann würde nur Mittelmaß herauskommen. Beides leuchtete mir ein. Als ich so auf mein depressives Leben blickte, schien mir, dort seien nur noch Schwächen: Lethargie und Faulheit, Unkonzentriertheit, Traurigkeit, Verzweiflung, mangelnde Belastbarkeit, ausbleibende Freude ... überall schien etwas zu fehlen. Wie konnte ich da an Höchstleistung denken? Absurd.

So geht es vielen Betroffenen und als Angehörige ist es sicher unerträglich zu sehen, wie ein geliebter Mensch seine eigenen positiven Eigenschaften und Fähigkeiten, seine Vorteile im Leben nicht mehr erkennen kann. In Psychotherapien ist daher ein wichtiger Bestandteil die sogenannte Ressourcenarbeit. Auch im Coaching für mental belastete Klienten setzen wir sie ein: Wir schauen uns anhand eines Fragebogens an, welche positiven Eigenschaften und Fähigkeiten die Person sich selbst zuschreibt und laden sie gleichzeitig dazu ein, Menschen im Umfeld zu ihrer Sicht zu befragen. Aus dieser Eigen- und Fremdsicht kommt in der Regel ein sehr guter Dialog zustande. Außerdem lassen wir eine Netzwerkkarte erstellen: welche wichtigen Personen gibt es im Umfeld, wobei unterstützen sie besonders? Die Liste der 1000 angenehmen Aktivitäten (S. 151) leitet dazu an, altbekannte, längst vergessene und neue Beschäftigungen zu finden, die Freude bereiten. Es gibt also eine Menge Methoden, wie die »persönliche Schatzkiste« gefüllt werden kann.

Mir persönlich halfen damals meine vielen Therapiegespräche in Kliniken und Praxen. Die geduldigen Gesprächspartner lenkten die Aufmerksamkeit immer wieder auf das, was mir gelang, auf die Ressourcen, über die ich verfügte, auf das, was mich stark machte. Und das war eine ganze Menge. Zumindest, wenn ich diese Gedanken zulassen konnte. Relativ einfach war es mit äußeren Ressourcen: ich hatte ein Netzwerk, nämlich einen Sohn, eine liebevolle Familie mit Eltern, Schwester, Großeltern, ich hatte langjährige Freunde, einige Bekannte, ein berufliches Netzwerk. Ich hatte ein Dach über dem Kopf und war finanziell grob abgesichert. Das Außen war wie gesagt einfach. Meine inneren Ressourcen dagegen musste ich anfangs mit der Lupe suchen, aber es klappte zunehmend besser: Ich konnte mir Wissen erschließen über meine Erkrankung, ich konnte geduldig aushalten, war in der Lage, mich gut zu artikulieren, ich fand in der Malerei ein kreatives Ventil, ich wurde von anderen Patientinnen um Rat gefragt. Ich hatte den festen Willen, gesund zu werden.

Über die Jahre sind noch viele Fähigkeiten und Eigenschaften dazu gekommen, die ich anfangs gar nicht wahrnehmen konnte oder erst entwickelt oder wiederentdeckt habe. Inzwischen weiß ich: Ich bin stark, empathisch, klug, liebevoll, mutig, vorwiegend optimistisch, diplomatisch, eine Kämpfernatur, analytisch, hochsensibel – spüre also bei mir selbst sehr stark bestimmte Sinneswahrnehmungen, Gefühle und Stimmungen – und hochsensitiv – erspüre bei anderen schnell und deutlich ihre Stimmung – ich bin selbstwirksam, pünktlich, usw.

Ich weiß, wer für mich da ist und für wen ich da sein kann. Ich kenne meine Grenzen und meine Möglichkeiten besser. Ich nutze meine Stärken und Eigenschaften zum Besten in meinem Leben. Ich bin also alles andere als schwach, alleine und hilflos.

Optimistisch in der Depression

Einmal hatte ich den Spruch gehört: »Worauf Du Dich konzentrierst, das wächst.« Ich fand ihn gut. Er passte zu so vielem. Vor allem zu meinem Optimismus. Doch wie lässt sich in depressiven Phasen Positives finden, auf das man sich konzentrieren, das man wachsen lassen kann? Wie so oft sind es die kleinen Schritte, die kleinen Momente, die eine Grundlage dafür schaffen.

Ich denke, ich war schon immer eher optimistisch als pessimistisch eingestellt. Allerdings in manchen Dingen auch im gesunden Zustand etwas ängstlich oder melancholisch. Das waren die Momente, in denen der Optimismus in mir etwas verblasste. Aber auch nur dann. Mit der Depression erreichten Angst und Traurigkeit dann eine nie geahnte Größe und drohten, meinen Optimismus zu ersticken. Ich hatte keine Hoffnung mehr, dass sich die Dinge zum Guten wenden würden. Dass die Krankheit aufhören und ich ein normales Leben führen würde. Nach und nach merkte ich aber, dass ich in kleinen Dingen wieder Optimismus fand. Dass die Schneeglöckchen bestimmt bald blühen würden oder dass ich eine Strecke mit dem Auto bewältigen könnte.

Ich probierte mich in alten Stärken, traute mir immer wieder etwas Neues zu. Nicht immer klappte es. Nein, wenn ich ehrlich bin, scheiterte ich sogar sehr oft. Und das tat weh. Aber ich hörte nicht auf, an mich zu glauben. Ich musste nur das Tempo und das Maß meines Optimismus verändern. Sofort »Ja« sagen, das war nicht realistisch. Dass es »richtig gut« wird, das war vielleicht auch nicht realistisch, aber »okay« oder »gut«, das wäre doch schon prima. Ich lernte, erst nachzudenken und die Bedingungen abzuwägen, statt mich impulsiv für eine Sache zu begeistern oder eine Zusage zu machen. Auch schraubte ich meine Ansprüche herunter, und meine Dankbarkeit für kleines Gelingen, das schraubte ich hoch. Ich wurde also etwas zögerlicher und nachdenklicher. Aber wenn ich dann beschlossen hatte, an einen positiven Ausgang zu glauben, dann konnte ich mit meinem Optimismus immer wieder eine sich selbst erfüllende Prophezeiung heraufbeschwören. So entstanden kleine Ausflüge, schöne Abendessen mit Freunden, ich bepflanzte meine Balkonkästen, gab Seminare und fuhr mit meinem Sohn ans Meer.

Im Herzen bin ich immer noch Optimistin, das konnte mir die Depression nicht austreiben. Aber ich bin heute vielleicht nur noch Teilzeit- statt wie zuvor Vollzeitoptimistin. Und das reicht. Das reicht auch, um pessimistische Phasen auszuhalten.

Vom Müssen und Können

Linguistische Studien[28] deuten darauf hin, dass sich anhand der Sprache, Sprechgeschwindigkeit, Pausen und anderen Merkmalen Rückschlüsse ziehen lassen, ob eine Person depressiv ist oder nicht. Dabei liegt der Fokus zum Beispiel auf dem vermehrten Gebrauch von Pronomen wie »ich«, »mein«, »mir«, aber auch Signalwörtern wie »niemals«, »immer«, »nie«, »leiden« oder »Angst«, oder auf bestimmten Satzstrukturen. Die Forscher sagen zwar einschränkend, Depressionen allein aufgrund von Sprachmerkmalen zu diagnostizieren, sei derzeit noch nicht möglich, aber es gilt im Umkehrschluss: Durch Sprache beeinflussen wir unser Denken, so die Linguisten Benjamin Lee Whorf und Edward Sapir in der nach ihnen benannten Sapir-Whorf-Hypothese. Oder Marcus Aurelius: »Auf die Dauer der Zeit nimmt die Seele die Farbe der Gedanken an.« Das fand ich als Sprachwissenschaftlerin immer schon interessant.

Jetzt wusste ich schon aus meiner Führungskräfteausbildung: Es gibt Menschen, die denken in Möglichkeiten und es gibt solche, die denken in Notwendigkeiten. Ein klassischer Unternehmertyp ist innerhalb seines Berufs eher der Möglichkeiten-Mensch. Ein Buchhalter dagegen tendenziell eher ein Notwendigkeiten-Mensch. Der eine sagt: »Man könnte …« und der andere sagt: »Aber man muss doch …« Beide werden sich gegenseitig immer wieder unverständig anschauen, beide braucht es aber. Ich selbst habe mir viele Möglichkeiten selbständig oder autodidaktisch erarbeitet und habe sie demnach offenbar vorher für umsetzbar gehalten.

Doch ich war im Job auch oft diejenige, die »aber«, »muss« oder »darf nicht« sagte oder in Details abdriftete, weshalb eine Sache nicht funktionieren würde. Ich war manchmal eine Bedenkenträgerin.

Schon ein paar Jahre vor Depressionsausbruch hatte ich im Job lernen müssen, dass ich meinen Chef, ein Vollblut-Möglichkeiten-Mensch, mit meinen Bedenken in den Wahnsinn trieb und es dadurch immer wieder zu Missverständnissen kam. Ich lernte um. So strich ich das Wort »aber« weitestgehend aus meinem Wortschatz und ersetzte es in einem Satz lieber durch ein »und«. Ich tauschte »muss« gegen »könnte« und »darf«. Und so machte ich auch in der Depression weiter. Ich sagte nur ganz selten: »Ich bin depressiv« oder »Ich leide an Depressionen«, sondern eher »ich habe Depressionen«. Was man hat, kann man eher abgeben als das, was man ist. Ich »musste« nie zur Therapie, sondern ich »ging« zur Therapie oder »hatte gleich eine Therapiestunde« oder würde »gleich meine Therapeutin sehen«.

»Ich bin dankbar für ...« wurde ein Satzanfang, den ich häufig verwendete und der meine Aufmerksamkeit weg von Symptomen und alledem, was nicht funktionierte, hin zu dem lenkte, was gelang, was gut war. Auch »Was würde mir jetzt guttun?« war eine schöne Frage, die mir oft half und mir die Erlaubnis gab, mich um meine Bedürfnisse zu kümmern. Sprache wurde für mich ein Instrument, meine Wahrnehmung zu lenken, auch in der Depression.

Toxische Positivität

Ein optimistischer Blick auf das Leben ist gut und wichtig. Er fokussiert unsere Wahrnehmung auf die guten, gelingenden Dinge und verstärkt so neuronale Autobahnen in den richtigen Regionen im Kopf. Aber es gibt auch Grenzen. Nämlich dann, wenn die Positivität toxisch wird. »Das wird schon wieder« oder »jeder hat mal einen schlechten Tag« sind solche Reaktionen. Ich will die Menschen dahinter nicht verurteilen, denn sogar ich selbst als Betroffene habe immer mal wieder diese Gedanken. Wie sollen andere da wissen, wie sie besser reagieren sollten? Sie geben sich Mühe, etwas Positives zu sagen. Dieses Übermaß an Positivität ist nur leider nicht hilfreich. Auch Depressive selbst üben sich immer wieder in toxischer Positivität, denn übersteigerte Erwartungen führen letzten Endes nur zu noch mehr Frust und Traurigkeit. »Ein paar Tage Medikamente, dann wird das schnell wieder«, ist zum Beispiel ein unrealistischer Blick auf eine Depression. Ein anderes Beispiel ist eine Mitpatientin, die berichtete, dass sie ihren Klinikaufenthalt wie eine Dienstreise geplant hatte: schnell rein, schnell raus und ganz viel Arbeit im Aktenkoffer mit dabei. Das hätte ich sein können. Überhaupt ist das Wort »schnell« kaum zutreffend, wenn es um Depressionen geht. Man braucht sehr viel Geduld. Positiv denken: ja, aber nicht übersteigert, nicht unrealistisch. Sonst bewirkt es das Gegenteil.

Dankbarkeit als Wunderwaffe

Ich hatte es viele Jahre zuvor in einem Hörbuch von Führungskräftecoach Bodo Schäfer gehört: »Das Gegenteil von Angst ist Dankbarkeit. Sie werden feststellen, dass Sie keine Angst empfinden können, während Sie dankbar sind.« Probieren Sie es gern einmal aus. Meine Erfahrung: Bodo Schäfer hat in diesem Punkt Recht. Der Blick auf die Dankbarkeit lenkt unseren Blick auf das Positive, auf das, was wir auf unserer Haben-Seite verbuchen können. Und diese Ressource bildet ein optimistisches Fundament, um auch großen Aufgaben zu begegnen. Außerdem können wir nicht gleichzeitig an Angst und Dankbarkeit denken, beides gleichzeitig empfinden.

— Da wo Dankbarkeit ist, hat Angst keinen Platz.

Ich hatte viel über diesen Satz nachgedacht. Es ausprobiert. Und konnte es bestätigen: Wann immer ich in schwierigen Situationen war oder beruflich Unternehmen oder Menschen durch eine Krise führen musste, prüfte ich zuerst: Wofür bin ich dankbar? Dieser Blick auf das Positive nahm vielem den Schrecken und versetzte mich gleich in eine positive Haltung. So wurde, als ich erkrankte, Dankbarkeit auch meine vielleicht größte Wunderwaffe gegen die Traurigkeit. Jeden Tag reflektiere ich, wofür ich dankbar bin. Am Anfang war diese Übung gar nicht so einfach, denn mir fiel nicht viel ein. Im Laufe der Zeit wurde es immer leichter zu bemerken, was gut geklappt hatte, was mir gelungen war, für wen und für was ich tiefe Dankbarkeit empfand. In meinem Körper macht sich dann ein warmes Gefühl breit, das sich sehr schön anfühlt. Selbst an den schlechtesten Tagen fiel mir etwas ein, das ich nicht missen wollte. Und sei es, dass ich, statt in einem Krankenhaus zu sein, die Möglichkeit hatte, mich in meiner eigenen Wohnung zurückziehen zu können von der Welt, eingekuschelt unter Decken, geborgen in meiner Festung. Und manchmal war ich einfach nur dankbar, dass der Tag bald vorübergehen würde. Auch das kam vor. Aber es gab immer etwas, das mir Halt gab.

Als meine Mutter, die mir sehr nah stand, vor wenigen Jahren viel zu jung und ganz plötzlich verstarb, wusste ich, ich müsste besonders gut auf mich aufpassen, um in dieser Situation stabil zu bleiben. Ich informierte meine Therapeutin und sagte, dass ich ggf. kurzfristig engmaschigere Betreuung brauchen würde, ich ging meinen Notfallplan durch, kontrollierte, ob noch genügend Notfallmedizin im Haus war. Ich hielt mich akribisch an meine erprobten Hilfsrezepte. Es wirkte, ich spürte weiter den Boden unter meinen Füßen. Am meisten aber hat mir geholfen, dass ich zuvor so viele Jahre meine Dankbarkeit trainiert hatte. Statt im riesigen Verlust und in Traurigkeit zu zergehen, dachte ich jeden Tag über all die schönen Momente nach, die mein Sohn und ich mit meiner Mutter erlebt hatten, die positiven Eigenschaften, die sie uns mitgegeben hatte, an die Liebe, die sie in uns angelegt hatte. Es half. Ich blieb vollständig stabil, es gab kaum Tiefausschläge. Meine Wunderwaffe gegen die Depression war auch mein wertvollstes Trauerinstrument.

Vom Glück jedes neuen Tages

Wie heißt es so schön: »Ein Mammut wird nicht an einem Tag gegessen«. Und eine depressive Episode bewältigt man auch nicht an einem Tag, sondern Scheibe für Scheibe, Tag für Tag. Deshalb bewerte ich jeden Tag einzeln und gebe jedem Tag die Chance, ein guter zu werden. Wenn ich einen richtig schlechten Tag habe, tröstet mich der Gedanke, dass ein neuer Tag folgen wird, an dem es vielleicht schon wieder anders, an dem es besser werden könnte. Habe ich einen guten Tag, hoffe ich, dass die Energie in den nächsten Tag hineinreicht.

— Tag für Tag, Schritt für Schritt.

Glückliche Momente sammeln

Eine der angenehmsten therapeutischen Aufgaben in einer Depression ist es, schöne Momente zu sammeln. Schlechte aushalten, gute sammeln. Ein bisschen wie bei Aschenputtel: die schlechten ins Kröpfchen, die guten ins Töpfchen. Oder wie in Leo Lionnis Buch über die Feldmaus »Frederick«[29]: Während all die anderen Feldmäuse den Sommer und Herbst über Körner, Nüsse und Stroh sammeln, sitzt Frederick meist verträumt auf einer Mauer und schaut in die Natur. Was seine Sippe lange als »Faulheit« betrachtet, bringt die Mäuse aber schließlich durch den kalten Winter, als alle Vorräte verbraucht sind, denn Frederick berichtet mit leuchtenden Augen von der wärmenden Sonne, den bunten Farben, dem bewegten Leben – von den Träumen und Hoffnungen. Beide Geschichten können metaphorisch helfen, um in der Depression gut für sich zu sorgen: Das Festhalten des Positiven und Aussortieren des weniger Angenehmen. Und auch Frederick ist ein wertvolles Vorbild, denn seine eigene Leistung ist nicht wie die der anderen, dennoch ist sie wertvoll und kann, wenn sie sich auf das Positive konzentriert, durch schwierige Zeiten leiten.

Ich selbst sorge dafür, dass ich positive Situationen wahrnehme, Rituale pflege, mir kleinere Aktivitäten vornehme. Das kann ein Abendessen mit meinem Partner in einem Restaurant sein, ein Filmabend mit meinem Sohn, die Freude daran, dass mein Körper gesund genug ist zum Sport machen, eine liebevolle Messenger-Nachricht. Ich sammle all diese Begegnungen und Aktivitäten wie ein Eichhörnchen die Nüsse vor dem Winter – oder Frederick seine Erinnerungen.

— Wenn es mir schlecht geht, greife ich auf meinen inneren Schatz zurück.

Ein türkischer Trinkspruch lautet: »Mögen unsere schlechtesten Tage so aussehen wie dieser.« Gesellige Abende mit lieben Menschen, leckerem Essen und Wein zählen auch für mich zu glücklichen Momenten – aber ich kann sie nicht so oft haben wie andere. Es gibt viele Tage, an denen ich nicht vor die Tür, keine Menschen treffen, nicht einmal aufstehen kann – an diesen Tagen erinnere ich mich an die guten Zeiten. Und auch wenn ich im schlimmsten Fall das positive Gefühl nicht abrufen kann, welches ich mit dem glücklichen Moment verbinde, so weiß ich zumindest, dass auch wieder solche Tage kommen werden, an denen ich wieder am »normalen Leben« teilnehmen kann. Das allein ist dann eine Hilfe, um die dunkle Phase auszuhalten und durchzustehen.

SCHLAF, ENERGIE UND RUHE

Gute Nacht – guter Tag

Bei fast allen Depressionspatienten und -patientinnen tritt das vegetative Symptom Schlafstörung auf, meist in Form von Ein- und Durchschlafstörungen, verbunden mit morgendlichem Früherwachen.[30] Circa zehn Prozent klagen über einen vermehrten Schlafbedarf, Hypersomnie genannt. Jede dieser Störungen kann für Betroffene sehr belastend sein. Zudem fehlen dem Gehirn bei reduziertem Schlaf wichtige Regenerationszeiten, um Erlebtes und Gefühltes zu verarbeiten. In der Folge treten zudem Konzentrations-, Aufnahme- und Merkfähigkeitsstörungen, muskuläre Verspannungen, ein Gefühl von Mental Overflow, also einer Überforderung mit mentalen Prozessen, und mehr auf. Es ist also in der Depression besonders wichtig, für einen geregelten Schlaf zu sorgen, um diese mentale Ausnahmesituation gut zu meistern und nicht umgekehrt noch tiefer in die Symptomatik abzurutschen. Doch was tun?

Kurz zusammengefasst besteht die Wahl zwischen Medikamenten, Wachtherapie und Schlafhygiene. Die Mediziner entscheiden, ob ein Schlafmittel oder schlafanstoßendes Mittel, wie ein niederpotentes Neuroleptikum, angezeigt ist. Hier wird natürlich sehr genau darauf geachtet, ob die Notwendigkeit besteht und wie sich mögliche Nebenwirkungen gering halten lassen. Abzuraten ist von einer dauerhaften Einnahme abhängig machender Schlafmittel – auf die Dauer bringen sie nur neue und gravierende Probleme mit sich. Hier ist also unbedingt eine enge Abstimmung mit der behandelnden Ärztin gefordert.

Die Wach- bzw. Schlafentzugstherapie setzt darauf, die Patientinnen und Patienten durch bewusstes Wachhalten in der zweiten Nachthälfte zu einer verbesserten Stimmung und einem verbesserten Schlaf in der folgenden Nacht zu helfen. Besonders Betroffene mit starken Stimmungsschwankungen im Tagesverlauf mit Morgentief können davon profitieren. Allerdings lässt sich das natürlich nicht mit jeder Lebens- und Gesundheitssituation vereinbaren, daher ist auch hier die Rücksprache mit einer behandelnden Person wichtig.

Unter Schlafhygiene verstehen Mediziner den disziplinierten Umgang mit schlafvorbereitenden Routinen, zum Beispiel feste Schlafzeiten, Aktivierung und Bewegung am Tag, ruhige Tätigkeiten vor dem Schlafengehen, usw. Dazu mehr im nächsten Kapitel (S. 68).

Für mich beginnt ein guter Tag mit einer guten Nacht. Denn mein Schlaf ist mir heilig geworden. Früher brauchte ich 7–8 Stunden Schlaf, wenn es mal nur sechs waren, reichte das auch. Heute brauche ich 9,5–10 Stunden Schlaf und wenn ich die nicht habe, ist der nächste Tag umso schwerer und ich bin anfälliger für dunkle Phasen. Dadurch, dass ich trotz der Medikamente oft noch lange wach liege, ist meine Nacht also besonders lang. Das nervt mich ehrlich gesagt, denn oft wünschte ich, ich hätte mehr Wachzeiten, denn es geht ohnehin schon so viel Lebenszeit verloren durch meinen Ruhebedarf. Wenn dann noch zwölf Stunden pro Nacht dazukommen, bleibt wenig Zeit zum Leben, wenig Freiraum. Aber ich weiß auch, dass es anders nicht geht, dass ich ohne genügend Schlaf leicht zu destabilisieren bin. Also bin ich sehr diszipliniert darin, mir die nötige Zeit für den Schlaf zu nehmen.

Obwohl es viele Tage gibt, an denen morgens kein Wecker klingelt, gehe ich zeitig ins Bett, sodass der nächste Tag das Potenzial hat, ein guter zu werden. Um morgens vor der Schule mit meinem Sohn aufstehen und frühstücken zu können, endet der Abend vor einem Schultag für mich meist schon um 21:00 Uhr. Für einen Seminartag, bei dem ich nach kurzer Anfahrt für den Aufbau um 7:45 Uhr im Seminarraum sein muss, gehe ich sogar schon um 19:00–20:00 Uhr ins Bett. Diese harte Disziplin beim Schlafen ist etwas, das an den nervigen Teil der eigenen Kindertage erinnert: man muss viel früher ins Bett, als man selbst möchte. Das ist wirklich lästig. Aber nur so kann ich mich stabil halten. Auch andere Regeln der Schlafhygiene befolge ich so gut ich kann.

Was ist gute Schlafhygiene?

Schlafhygiene ist ein Begriff, den ich in der Klinik das erste Mal gehört habe. Letztlich verbergen sich dahinter all die Maßnahmen, die man unternimmt, um gut schlafen zu können. Kein Hexenwerk, eher Großmutters gesunder Menschenverstand: Krankenhäuser raten zum Beispiel, nach 15:00 Uhr kein Koffein oder andere Aufputschmittel zu sich zu nehmen. Keine Nickerchen den Tag über zu machen, damit man abends müde genug ist. Tagsüber für genügend Bewegung und frische Luft zu sorgen. In abgedunkelten Räumen zu schlafen, damit der Körper genügend Melatonin bilden kann. Aus demselben Grund solle man eine Stunde vor dem Schlafengehen keinen Bildschirm mit Blaulicht mehr verwenden. Die Pflege von Abendroutinen kann helfen beim Müdewerden. Und natürlich Entspannungsübungen wie Meditation, Imaginationsreisen, Autogenes Training oder Progressive Muskelentspannung. Meine persönliche Schlafroutine umfasst das meiste der oben erwähnten Maßnahmen. Außerdem brauche ich Ohrenstöpsel, mit denen schlafe ich seit über zwanzig Jahren, als ich im heißen Florenz gegenüber einer Diskothek gewohnt habe. Mit ihnen fühle ich mich wie in einer Wolke. Ich brauche die meiste Zeit des Jahres zwei Decken. Ein Kuscheltier. Das richtige Kopfkissen. Meine Nachtmedikamente. Und ein Buch oder Hörbuch. Bei der Bildschirmzeit bin ich nicht ganz so konsequent, aber ich nutze immerhin den Blaulichtfilter am Handy.

Schlaflose Nächte – was hilft?

Schlafstörungen sind ein typisches Symptom von Depressionen, aber natürlich kennt es jeder, dass er manchmal wach liegt und grübelt. Ich bin es inzwischen gewohnt, nachts viele Stunden wach zu liegen, aber anfangs hat mir das noch schwer zugesetzt, denn dieses schlechte Verhältnis von »Brutto-Bettzeit« zu »Netto-Schlafzeit« macht die Nacht besonders lang und den Tag entsprechend kurz.

Sehr häufig, d. h. 50–80 % der Zeit, habe ich Einschlafprobleme, selten Durchschlafprobleme, aber immer wieder morgendliches Früherwachen: Es gab Zeiten, in denen ich trotz Medikation ab drei Uhr morgens wach war, der Schlaf kam einfach nicht mehr. Das habe ich noch ausgehalten, dann aber lag ich schon ab ein Uhr nachts wach, das war sehr ärgerlich, besonders im Krankenhaus, wo man einen Zimmernachbarn weckt, wenn man nur Licht anmacht und auch sonst kaum etwas tun kann auf der Station, um sich abzulenken. Und natürlich ist es auf Dauer kräftezehrend, denn ich konnte gar nicht so früh ins Bett gehen, um trotzdem genügend Erholung zu bekommen. Damals wurde meine Medikation verändert und das Früherwachen kommt seitdem wesentlich seltener vor.

Die Einschlafprobleme aber sind geblieben. Zum Glück habe ich für mich ein paar Strategien gefunden, die mir helfen, in den Schlaf zu finden oder meinen Frieden mit der Schlaflosigkeit zu machen und die Nachtstunden zu überbrücken. Regel Nummer eins: keine Panik. Auch wenn am nächsten Tag etwas Großes ansteht: eine einzige Nacht mit wenig Schlaf verkraftet man meist ganz gut am nächsten Tag. Sie kann sogar helfen, die Stimmung zu heben, wie die Schlafentzugstherapie zeigt. Erst der Tag danach wird schwierig, und bis dahin kann man ja vielleicht den Schlaf schon nachholen. Jedenfalls ist es kontraproduktiv, sich darüber Sorgen zu machen, dass man nicht schlafen kann, denn durch die Anspannung fällt das Schlafen umso schwerer.

> — Also gilt es, den Schlaf einzuladen, sich darauf zu freuen und es sich so angenehm wie möglich zu machen.

Ich habe einen »sicheren Ort«, das ist eine Übung, die aus der Therapie kommt. Diesen imaginären Ort, der ein sehr schöner und friedlicher ist, stelle ich mir vor. Dazu mache ich Atemübungen, atme ganz ruhig aus und ein (Kapitel 84 »Sicherer Ort«, S. 200). Ich stelle mir vor, dass ich klare Luft einatme und sorgenvollen Nebel ausatme. So klärt sich der Kopf. Manchmal höre ich auch ganz leise ein Hörbuch, am liebsten ein langweiliges mit einer schönen Sprecherstimme. Hauptsache keine Thriller, denn die verarbeitet mein Gehirn gern in gruselige Albträume, deren angstvolle Stimmung sich am nächsten Tag noch viele Stunden in die Wachzeit zieht. In Sachen Albträume ist mein Kopf leider ein Meister. Es gibt Podcasts, die denselben Effekt haben wie unaufgeregte Romane, zum Beispiel den Einschlafen Podcast.[31]

Schlafe ich lange nicht ein, d.h. 2,5 Stunden oder länger, hilft manchmal ein Ortswechsel auf die Couch. Wenn ich alleine bin, stehe ich auch nochmal auf, mache mir ein Heißgetränk, kuschle mich dann wieder gemütlich in mein Bett und lese bei gedämpftem Licht, bis ich müde werde. Meistens hilft das Mantra: Der Schlaf wird schon kommen.

Ich rühre mein Handy nur an, um nach der Uhrzeit zu sehen, aber Social Media und Internet sind für mich wie Fernsehen kein guter Ratgeber in der Nacht, denn sie beruhigen mich nicht oder nicht ausreichend.

Manchmal schreibe ich auch auf, welche Sorgen mich vom Schlaf abhalten. Auch wenn es nur ein Stück Papier ist, hilft es tatsächlich manchmal, um die Dinge aus dem Kopf zu bekommen.

Es kommt vor, sehr selten, aber es kommt vor, dass ich meine Nachtmedikamente vergesse. Fällt es mir vor 01:00 Uhr auf, nehme ich sie noch nach. Ist es später, wäre ein Überhang in den nächsten Tag hinein zu lang, also nehme ich sie nicht. Dann bin ich die ganze Nacht wach. Ich habe es immer wieder probiert, aber in diesen Nächten kommt einfach kein Schlaf. Auch dann versuche ich, nicht in Panik zu geraten, sondern erinnere mich daran, dass Schlafentzug heute noch in einigen Kliniken eingesetzt wird, um die Stimmung von Depressionspatientinnen zu heben. Und tatsächlich hat eine schlaflose Nacht manchmal diesen Effekt bei mir. Wenn ich kann, sage ich die Termine für den Folgetag ab, das nimmt Druck im Kopf weg. Wenn das nicht geht, verlasse ich mich auf meinen eisernen Willen, mit dem ich das Tagespensum schon schaffen werde. Dann schlafe ich auch nicht über Tag, denn ich will ja, dass die Folgenacht besser wird und ich den dringend benötigten Schlaf bekomme. In den wachen Nächten versuche ich, die Zeit zu genießen wie geschenkte Zeit. Dadurch, dass ich so viel Schlaf brauche, bin ich oft die Erste, die ins Bett geht und die Letzte, die aufsteht. So aber wache ich über die schlafende Welt, sehe es hell werden, höre die Vögel singen und wie die Welt langsam wach wird.

Egal, ob Ein-, Durch- oder Ausschlafproblem: letztlich geht es eigentlich immer darum, ruhig zu bleiben und entweder den Schlaf entspannt zulassen zu können oder aber sein Ausbleiben ruhig zu akzeptieren und das Beste daraus zu machen. Und sei es, den Sonnenaufgang zu beobachten.

Energielevel ausloten

Erhöhte Ermüdbarkeit und Antriebsmangel zählen zusammengenommen als eines der Hauptsymptome einer depressiven Erkrankung. Bei einer leichten und mittelgradigen Depression kann das Symptom auftreten, bei einer schweren tritt es mit Sicherheit auf. Das bedeutet: Es fällt den Betroffenen schwer, sich zu Handlungen zu entschließen, sie zu beginnen und durchzuhalten, für jede Beschäftigung brauchen sie länger als früher und der Akku ist wesentlich schneller leer. Psychomotorisch sind Bewegungen häufig verlangsamt und können sich bis zu einem depressiven Stupor, also Bewegungslosigkeit, entwickeln. Viele Patientinnen erleben ein Tief besonders am Morgen, weniger häufig kommt es abends vor. Das hat Auswirkungen auf die Fähigkeit, im Alltag zu funktionieren, etwa im Haushalt oder Beruf, aber auch darauf, ob Betroffene sich von sozialen Kontakten zurückziehen und wie sie ihren Tag gestalten.

Hier kann man übrigens von Betroffenen des chronischen Fatigue Syndroms lernen. Sie betreiben Pacing, nach engl. »pace« für Geschwindigkeit. Das beschreibt die Methode, seine Aktivitäten so anzupassen, dass eine größtmögliche soziale, geistige und körperliche Aktivität möglich ist, dies aber innerhalb einer Komfortzone, die eine Überlastung mit nachfolgender Erschöpfung und Erholungsphase vermeidet.[32] Die richtige Dosis ist also das Wichtigste[33] und gleichzeitig ist es eine Herausforderung, sein eigenes Maß, das sich täglich und je nach Tageszeit verändert, richtig einzuschätzen.

Vor meiner Erkrankung kannte ich meine Ausdauer und konnte meine Kräfte gut abwägen und einteilen. Ich konnte auch mal über meine Grenzen hinausgehen und meine Energie verprassen, das pendelte sich danach schon wieder ein. Nach dem Ausbruch der Depression aber war alles volatil. Mal hatte ich etwas Kraft, mal innerhalb von Sekunden gar keine mehr und ich musste mich sofort hinsetzen – in der Wohnung auf die Couch oder in einem Supermarkt auf den Boden. Die Erschöpfung kam immer und sie kam immer plötzlich. Ich wusste nur nicht wann.

So oft habe ich seit meiner Erkrankung meine Leistungsfähigkeit überschätzt und musste vorzeitig eine Aktivität abbrechen, die ich gerade erst begonnen hatte. Das konnte ein Hausputz sein oder der Besuch bei Freunden. Umgekehrt wollte ich aber auch auf keinen Fall, dass ich mich unterschätzte und meine Möglichkeiten so noch kleiner hielt, als sie ohnehin schon waren. Es kam mir dabei immer die Geschichte des kleinen Elefanten in den Kopf, der seit seiner Kindheit an einen Pflock angebunden und immer nur im Kreis gegangen war. Als man das Seil abnahm, lief er weiterhin nur in seinem Kreis. Hielt ich mich mit meinem Schongang indirekt klein? Lief ich auch zu kleine Kreise, anstatt in die Welt zu ziehen? Ich probierte es immer wieder aus. Das Ergebnis: in etwa 95 % der Fälle überschätzte ich meine Leistungsfähigkeit und nur in etwa 5 % unterschätzte ich sie. Das ergab auch Sinn, denn mit Leistung und Ansporn hatte ich nie ein Problem gehabt. Aber damit, es ruhig angehen zu lassen, Pausen zu machen, achtsam zu sein. Das war also eindeutig mein Lernfeld.

Heute plane ich meine Woche, meine Tage, meine Stunden grob vor. Mehr als einen Termin am Tag? Zu viel. Einer ist das Maximum, das ich ohne negative Nachwirkungen leisten und damit genießen kann. Vier Arzttermine in einer Woche – lieber reduzieren auf zwei bis drei. Ich achte darauf, Puffer und Pausen einzuplanen, habe immer einen Plan B im Kopf, der weniger vorsieht. Ich stelle mir Fragen wie »Muss ich das alles heute erledigen – oder reicht ein Teil auch morgen?« Das hätte ich früher nie gemacht, schallte es in meinem Kopf doch immer »Was Du heute kannst besorgen, das verschiebe nicht auf morgen«. Ich frage mich auch: »Muss ich das erledigen – oder könnte das eventuell auch jemand anderes machen?« Auch das hätte ich mich früher nicht getraut zu fragen. Zuverlässigkeit und Motivation trieben mich in die Selbstverantwortung.

Nach meiner Grobplanung ist die Planung noch nicht abgeschlossen. Dazu ist meine Tages- und Stundenform zu unterschiedlich. Ich justiere mehrmals am Tag neu, was noch möglich ist mit meiner Energie und wo ich mich in eine Erholungspause fallen lassen muss, um meine Akkus für danach oder den nächsten Tag wieder aufzuladen.

Oft endet der aktive Tag für mich schon am Nachmittag, weil dann die Energie verbraucht ist. Wenn ich für abends Pläne habe, muss ich mich tagsüber schonen und ausruhen. Mein Tag hat wenige aktive Phasen und zahlreiche Erholungsphasen. Anfangs war das für mich eine Qual, heute kann ich die Erholungsphasen zunehmend auch genießen. Was wann und wie lange möglich und nötig ist, das entscheidet der ständige Blick auf die innere Akkuanzeige.

Reflexion: öfter mal Bilanz ziehen

Manche Ärztinnen raten Depressionsbetroffenen, Tagebuch zu führen, sei es ein klassisches Tagebuch oder Bullet Journal, eines darüber, was alles passiert ist, wie die Stimmung war oder welche Symptome in welcher Stärke aufgetreten sind. Diese Aufzeichnungen helfen dabei, die eigene Stimmung nachzuvollziehen, denn sie lässt sich von selbst gar nicht so leicht erinnern. Wie war ich letzte Woche Montag drauf? Wie lange hält die gute oder schlechte Phase schon an? Das ist schwer zu beantworten ohne Protokollierung.

Jetzt liegt das freie Schreiben nicht jeder Person. Und oft reichen Kraft oder Konzentration dafür auch nicht täglich aus. Für mich habe ich eine abgespeckte Lösung gefunden, die in 2–5 Minuten erledigt ist und die mir und meinen Behandlern bei der Reflexion und bei der Beobachtung von größeren Trends hilft:

Jeder Tag bekommt von mir in der App Daylio[34] am Ende einen Smiley zugeordnet – war es ein sehr guter Tag (das kommt 0–3-mal pro Jahr vor), war es ein guter Tag, ein mittlerer, ein schlechter oder ein lausiger? Ich notiere darin noch eine Menge mehr, zum Beispiel meine Schlafqualität meine Aktivitäten, meine Stimmung, meinen Antrieb, ob ich Kontakt zu Freunden oder Familie hatte, welche Beschwerden ich hatte, ob ich mein Energielevel gut im Blick hatte, ob ich den Tag gut gemeistert habe etc. Normalerweise notiere ich 1–5 Sätze, den Rest klicke ich über selbst angelegte und gruppierte Buttons einfach an. Es geht ganz fix und ist ein Aufwand, der sich lohnt.

Die App wertet automatisch aus, welche Aktivitäten mit den einzelnen Stimmungen verbunden sind, welche Trends es im Monatsverlauf gab, wie oft bestimmte Stimmungen oder Aktivitäten vorkamen. Ein Freund von mir fragt regelmäßig: »Was machen Deine Smileys?« Und dann schicke ich ihm den aktuellen Trend oder die Häufigkeiten, mit denen ich gut, mittel oder schlecht bewertet habe.

ERNÄH
RUNG

Nahrhaft essen, Ausnahmen erlauben

Es heißt: »Gesunder Körper, gesunder Geist«, und natürlich spielt auch eine gesunde Ernährung eine große Rolle bei der Genesung mental erkrankter Menschen. Manche Fachleute sagen sogar, durch die vielen Serotoninrezeptoren im Darm könne dieser auch für den Ausbruch oder die Heilung von Depressionen verantwortlich sein und so sei durch gezielte Ernährung eine Genesung möglich. »Bisher dachten wir, Erkrankungen wie Depressionen entstehen größtenteils durch unser Denken, also im Kopf. Jetzt aber gibt es immer mehr Hinweise darauf, dass der gesamte Körper, und vor allem der Darm, unsere Stimmung sehr stark mitbeeinflusst. […] Bewiesen ist zwar noch nichts, aber mein Bauchgefühl sagt, dass wir irgendwann wissen werden: Ein gepflegter Darm kann einige Formen von Depressionen lindern«, so Giulia Enders, Medizinerin und Autorin des Bestsellers »Darm mit Charme« in einem Spiegel-Online-Interview.[35] Dabei beruft sie sich unter anderem auf Versuche mit Mäusen, die unter der Verabreichung von darmpflegenden Bakterien eine Art antidepressiven Effekt erlebten.

Allerdings zählen Appetitverlust oder -zunahme zu den häufigen somatischen Symptomen der Depression. Ein möglicher Gewichtsverlust kann zudem gefährlich werden, eine Gewichtszunahme die Patienten möglicherweise psychisch zusätzlich schwer belasten.

Meine Beobachtung: Weder in der Psychiatrie noch in der Psychotherapie wurde mit mir über die genaue Auswahl von Speisen gesprochen, in Krankenhäusern wurde auch keine speziell für Depressive geeignete Kost gereicht. Was aber immer wieder zum Thema gemacht wurde, war Dreierlei:

- **ERSTENS,** das wöchentliche Wiegen im stationären Rahmen. Hier blicken die Behandelnden auf eventuelle Medikamentennebenwirkungen, aber eben auch auf eine symptomatische Appetitzunahme oder -abnahme.
- **ZWEITENS,** die sogenannte Genusstherapie, in der Betroffene wieder vermehrt vom Grübeln ins Fühlen kommen sollen und dies auch mit Lebensmitteln erproben, zum Beispiel ein Stück Schokolade sehr langsam auf der Zunge schmelzen lassen.
- **UND DRITTENS** die Fragen rund um die Alltagsbewältigung, denn durch die Erschöpfung und die teils fehlende Tagesstruktur fällt es vielen Betroffenen schwer, sich und ggf. die Familie mit gesunden, gekochten Mahlzeiten zu versorgen. Hier empfiehlt sich unter Umständen eine Unterstützung von außen, sei es ein Lebensmittellieferant, von denen es inzwischen im städtischen Raum eine große Auswahl gibt, eine durch die Kranken- oder Pflegekasse unterstütze Haushaltshilfe oder ein privates Netzwerk. Auch kann eine Ernährungsberatung bei der Auswahl der Nährstoffe und Lebensmittel unterstützen, die in der Depression besonders nahrhaft und unterstützend sind.

Ich selbst hatte in Jugendjahren und als junge Erwachsene Essstörungen – zunächst Magersucht, dann Bulimie. Dazu machte ich 4-mal, später 7-mal die Woche Sport. Mit 23 Jahren wog ich bei 1,70 m Körpergröße nur noch 44 kg, viel zu wenig. Mehrere Therapien halfen mir, die Erkrankungen ambulant in den Griff zu bekommen. Was aber selbst nach vielen Jahren immer noch übrig ist, auch wenn ich inzwischen ein gesundes Gewicht habe: eine Körperbildstörung, krankhafte Angst vor einem möglichen Zunehmen, Vermeidung von bestimmten Speisen und Getränken, ständige Beschäftigung und zwanghafte Handlungen rund um die Auswahl und Menge der Nahrung sowie mit Bewegung etc. Das ist im Normalfall schon recht unentspannt im Alltag. In schlechten Phasen aber werden diese Themen in meinem Kopf umso lauter. Und wenn ich unzufrieden bin mit dem, was oder wie viel ich gegessen habe, oder wie wenig ich mich bewegt habe, kann mich das in ein depressives Loch stürzen, das mir sehr schadet. Also brauche ich einen besonders achtsamen Umgang mit Essen.

Ich esse gerne gesund, aber ich mag auch Ausnahmen wie Schokolade. Päpstlicher als der Papst möchte ich auch nicht sein. Ich mache mich schon genug verrückt wegen meines Körpers. Dabei zählen nicht alleine die Kalorien, sondern die Nährstoffdichte. Natürlich ist es gesünder, eine Portion Haferflocken mit Milch und Banane zu essen als ein Stück Kuchen und so versuche ich, mit Vollkornprodukten, Gemüse und Salat, Obst, Milch und Käse und ab und zu Fisch und Fleisch eine gesunde Grundversorgung herzustellen. Zugegeben, nicht immer gelingt das, denn es gibt Phasen, in denen esse ich eine Woche lang täglich das Gleiche: Knäckebrot mit Butter und Käse oder Salat. Das ist natürlich auf Dauer zu einseitig. Aber in schlechten Phasen oft das Einzige, was ich hinbekomme.

Sicher wäre es hilfreich, sich die einzelnen Nährstoffe – ggf. mit einem Ernährungsberater – genauer anzuschauen und zielgerichtet innerhalb der Nahrung einzusetzen. Diese Mühe habe ich mir bisher noch nicht gemacht. Auch bin ich davon abgekommen, oft zu kochen. Mit der Depression kam die Erschöpfung, vor allem am Tagesende, wenn in der Familie gekocht wurde. Heute koche ich einfache Gerichte für meinen Sohn und ansonsten übernehme ich gern die Rolle der Küchenhilfe und sorge für eine saubere Küche, während und nachdem mein Freund etwas Leckeres gezaubert hat. Und klar, manchmal koche auch ich und das ist dann auch mit Genuss verbunden. Ich bin sicher, irgendwann kommt die Lust am Kochen wieder. Somit sind meine Ernährungs- und Kochgewohnheiten sicher nicht perfekt, aber gut genug.

Regelmäßig essen

Regelmäßige Mahlzeiten sind Teil einer Tagesstruktur, die in der Therapie gemeinsam mit dem Betroffenen erstellt wird. Doch fällt das vielen Betroffenen gar nicht so leicht. Sei es, weil ein Symptom ihrer Depression der Appetitverlust ist, oder weil sie sich durch Antriebs- und Energiemangel nicht zum Essen aufraffen können. Hier kann das Zusammensein mit anderen helfen, denn dort kommen früher oder später die Fragen auf: »Was essen wir? Und wann?« »Hast Du auch Hunger?« »Soll ich uns was zu essen machen?«. Alternativ kann man sich auch eine Erinnerung am Handy einstellen, eine Art Essensrhythmus mit Stützrädern.

Ich selbst esse recht diszipliniert und regelmäßig. Nur manchmal vergesse ich zu essen – wenn ich tief versunken bin in eine Tätigkeit oder wenn ich an Krisentagen apathisch bin. Unterzuckert werde ich allerdings fahrig, ungeduldig und angreifbar, meine Empathie verabschiedet sich und meine Nerven liegen schnell blank. Das heißt, ich sollte immer gut darauf achten, dass ich regelmäßig esse.

Mengen im Blick

Egal ob ausgelöst durch Appetitveränderung als Symptom oder auch durch Nebenwirkungen von Psychopharmaka, wie zum Beispiel Antidepressiva oder Lithium: Die Zu- oder Abnahme von Gewicht in der Depression ist möglich und ein regelmäßiger kritischer Blick auf die Waage ist wichtig. In Krankenhäusern werden Patienten im Rahmen von stationären Therapien meist einmal pro Woche gewogen. Ich habe stationär alle drei Varianten beobachten können: Mitpatientinnen, die keine Gewichtsveränderung aufwiesen, solche, die stark abgenommen und solche, die bis zu 40 kg in wenigen Wochen zugenommen hatten. Dies kann natürlich sowohl erhebliche körperliche Gefahren mit sich bringen (Diabetes, Herz-Kreislauf-Erkrankungen oder orthopädische Beschwerden), als auch psychische (von Unwohlsein bis Essstörung).

Sollte es an Medikamenten liegen, so lassen sich in engem Dialog mit der behandelnden Psychiaterin häufig Alternativen finden. Hier sollte man als Betroffene keine Angst haben, das veränderte Gewicht zu thematisieren.

Liegt eine Gewichtsveränderung an der Ernährung, kann man diese ggf. durch hochkalorische Lebensmittel (bei starkem Gewichtsverlust) oder Bewegung und kalorienreduzierter Ernährung (bei starker Gewichtszunahme) positiv beeinflussen. Im letzteren Fall ist es natürlich auch wichtig, der Verführung zu widerstehen, »Frustfraß« und »Seelentröster« zu sich zu nehmen. Das war etwas, was ich in bisher allen Krankenhäusern beobachtet habe: Patienten kauften Berge an Süßigkeiten, die abends im Gruppenraum vor dem Fernseher fröhlich untereinander getauscht und geteilt wurden. Jeden Morgen gab man sich erschreckt über die Ausmaße der Süßigkeiten, die verputzt worden waren und immer größere Berge wurden herangeschafft. Dass dann so mancher zugelegt hat, war vorherzusehen.

Ich persönlich muss aufgrund der Essstörung besonders darauf achten, weder zu viel noch zu wenig zu essen. Esse ich zu viel, falle ich in ein tiefes Loch aus Schuld- und Schamgefühlen, Selbstvorwürfen, depressiven Gedanken und einem unangenehmen Körpergefühl. Esse ich zu wenig, unterzuckere ich und habe starke Stimmungstiefs. Gemeinsam mit anderen fällt es mir leichter, meine Essensmengen wohlwollend zu betrachten und mich nicht verrückt zu machen. Allein fällt zwar die Disziplin leichter, doch mein eigenes Urteil über eventuelles »zu viel Essen« ist dann besonders hart. Das richtige Maß beim Essen wird wohl für mich immer ein kritisches Thema bleiben, das ich achtsam im Blick haben muss.

Hinzu kommt, die vielen Jahre Depression machen sich auch an meinem Körper bemerkbar. Sobald der Leistungssport wegfiel, Medikamente zur Tagesordnung gehörten und die Antriebsstörung täglich auf mir hockte, hat sich mein Körper von durchtrainiert und sehr schlank zu mäßig trainiert und schlank verändert. Zehn zusätzliche Lebensjahre kommen noch dazu. Mit den optischen und fühlbaren Entwicklungen musste und muss ich klarkommen, was mir nicht immer leichtfällt. Wenn mir Veränderungen auffallen, versuche ich aber, aktiv durch Bewegung und Ernährung Einfluss zu nehmen, und wo das nicht geht, die Veränderung nicht überzubewerten, sondern sie möglichst liebevoll anzunehmen. »Seinen Körper nur dann zu lieben, wenn er in perfekter Form ist, ist wie die eigenen Kinder nur dann zu lieben, wenn sie sich gut benehmen« – ein Fundstück aus Pinterest, das mir im Gedächtnis haften geblieben ist. Und ich mache mir auch immer wieder klar: Ich bin nicht mein Körper, sondern mein Körper ist das Zuhause meiner Seele und das möchte ich möglichst gesund (nicht möglichst schlank!) gestalten.

Genug trinken

Wenn wir zu wenig trinken, kann es unter anderem zu Kopfschmerzen, Verspannungen und Verdauungsstörungen wie Verstopfung kommen. Alles davon kennt man als depressiver Mensch, der vielleicht sogar unter Medikation mit einem Antidepressivum steht, wahrscheinlich nur zur Genüge. Daher ist es besonders wichtig, ausreichende Mengen Flüssigkeit zu sich zu nehmen, die Empfehlung der Deutschen Gesellschaft für Ernährung liegt bei 1,5 Litern Wasser.[36] Und klar – Kaffee und andere koffeinhaltige Getränke sind nur in Maßen und zu den richtigen Uhrzeiten hilfreich. Morgens zum Beispiel kann das Koffein helfen, das Morgentief zu überwinden und den Körper zu aktivieren. Spätnachmittags und abends verstärkt er dagegen die depressionstypischen Schlafprobleme. Ansonsten empfiehlt sich der Verzicht auf stark zuckerhaltige Getränke. Besser ist es, die nötige Kalorienmenge durch wertvolle Nährstoffe zu sich zu nehmen. Tee, Wasser, Fruchtsaftschorlen – es gibt viele Alternativen. Und auch hier helfen Erinnerungs-Apps.

Nahrungsergänzungsmittel

Es gibt viele unterschiedliche Meinungen zu Nahrungsergänzungsmitteln bei Depressionen. Einige Ärzte raten zu einer Supplementierung mit Vitamin D in den Wintermonaten oder sogar durchgehend, andere empfehlen Eisen, Omega-3-Fettsäuren, Koffeintabletten, B_{12}-Vitamine oder, oder, oder. Aufschluss über einen eventuellen Mangel oder Überschuss kann ein großes Blutbild geben.

Ich kann Ihnen keinen allgemeinen Rat geben, da ist Ihr Arzt oder Apotheker der bessere Ansprechpartner. Ich kann aber teilen, was mir persönlich hilft: das ist einmal ein Vitaminkomplex, da ich es nicht immer schaffe, ausgewogen zu essen. Außerdem achte ich auf genügend Vitamin D im Winter, sei es in Tablettenform oder durch einen Kurzbesuch auf der Sonnenbank einmal im Monat. Im Sommer gehe ich einfach an die frische Luft – zumindest an guten Tagen, wenn ich mich raus wage. Außerdem nehme ich Lysin und Zink, weil ich als Begleiterscheinung der Depression immer wieder Probleme mit der Haut habe. Durch die Aminosäure und das Spurenelement kann ich das etwas auffangen. Auf vieles andere verzichte ich aber, denn letztlich nehme ich schon genug Pillen. Meinen ständigen Eisen- und in der Folge Hämoglobinmangel gleiche ich über Ernährung aus, indem ich ab und zu rotes Fleisch esse.

Es lohnt sich für die Behandlung der Depression und ihrer Nebenerscheinungen, die Nährstoffversorgung und eine eventuelle Supplementierung gemeinsam mit seinen behandelnden Personen anzuschauen.

Genuss

Viele Patienten verlieren in einer Depression den Sinn für das Schöne und Gute, verlernen, zu genießen und wahrzunehmen. Sich wieder in einen Zustand von sinnlicher Wahrnehmung, Achtsamkeit und Genuss zu versetzen, kann den Fokus verschieben: nämlich weg von Grübelgedanken. Das ist auch der Grund, weshalb in manchen Kliniken Genusstherapie angeboten wird. Ich erwähnte es schon: Dort lernen Patienten, ihre Sinne zu schärfen und sind zum Beispiel angehalten, ein Stück Schokolade erst anzusehen, zu riechen und dann das Stück langsam auf der Zunge schmelzen zu lassen. Während und nach dem Vorgang beschreiben die Patienten ihre Wahrnehmung sehr detailliert und gleichen Erfahrungen untereinander ab. Das Gleiche lässt sich mit vielen Lebensmitteln machen, aber auch eine frisch gemähte Wiese eignet sich zur Konzentration auf die Sinne Sehen, Riechen und Fühlen.

Im Wald nehmen die Patientinnen einen Tannenzapfen in die Hand und erspüren ihn. Es gibt unzählige Möglichkeiten, den eigenen Genuss zu trainieren.

Dass im Zuge der Konzentration auf die Sinne die allgemeine Achtsamkeit steigt und zugleich negative Grübelgedanken weniger werden, sind tolle Therapieeffekte.

Auf Genussmittel gehe ich im Kapitel »Von schlechten Gewohnheiten und der gesunden Balance« (S. 178) unter dem Abschnitt »Koffein, Nikotin, Alkohol und Drogen« (S. 195) näher ein.

BE
WEG
UNG

Körper wieder spüren

Viele Depressive berichten von Muskelverspannungen, Kopfschmerzen, einem fehlenden angenehmen Gefühl für ihren Körper. Das Nervensystem ist im Kampf- oder Fluchtmodus, im Gehirn kreisen Grübelgedanken. Um einen Ausweg daraus zu finden, bieten vor allem Kliniken Achtsamkeits-, Entspannungs- und körperbetonte Therapien an, wie zum Beispiel Tanz- und Bewegungstherapie, Sporttherapie, Progressive Muskelentspannung oder Autogenes Training mit Körperfokus. Teilweise werden auch Kneipp-Güsse, Entspannungsbäder oder Massagen angeboten. All diese Therapien dienen dazu, den Patientinnen wieder einen Weg zu bereiten, aus dem Stressmodus raus und in einen Entspannungsmodus zu kommen und wieder ein Körperbewusstsein zu entwickeln.

Als ich auf meinen Zusammenbruch zusteuerte, war mir nicht bewusst, dass ich meinen Körper gar nicht mehr im Guten spürte. Ich war so verkrampft und habe meinen Körper wie eine Rüstung benutzt. Monate vorher hatte ich eine Kiefersperre, bekam den Mund also nicht weiter auf als 1–2 cm. Der Physiotherapeut sprach immer von Stahlseilen im Rücken und im Kiefer, die er da bearbeiten würde. Die gesamte Rücken-, Nacken- und Kiefermuskulatur war wie ein Brett. Jahre vorher war es schon einmal schmerzhaft gewesen: Eine Verspannung im Nacken hatte einen Halswirbel blockiert und einen Nerv eingeklemmt. Damals hatte es über ein halbes Jahr gedauert, bis das Problem behoben und die Schmerzen verschwunden waren. All diese Warnsignale habe ich übergangen. Auch nach dem Zusammenbruch dauerte es lange, bis ich merkte, dass mein Körper wieder mir gehört, dass er mich stützt und trägt, dass er mein Freund ist – und nicht meine Rüstung im Kampf gegen die Welt.

Erst ganz langsam kam ich über körperbewusste Therapien, Progressive Muskelentspannung, Wahrnehmungsübungen, Dehnen und leichte Bewegung überhaupt erst wieder ins Spüren. Ich schloss die Augen und fuhr in Gedanken wie mit einem Scanner durch meinen Körper, mal in diese, mal in jene Region. Ich atmete bewusst, merkte meinen Herzschlag, spürte meine Wärme. So langsam kam ich wieder an in meinem eigenen Körper.

Neue sportliche Grenzen anerkennen

Depression und körperliche Leistungsfähigkeit – für manche ändert sich nichts, andere werden zu Sportskanonen und für wieder andere bricht ein sportlicher Traum zusammen. Es kommt dabei immer auf die ursprüngliche Verfassung an, aber auch auf die Ausprägung der Depression: Steht Aggression im Vordergrund, wie es häufiger bei Männern zu beobachten ist, dann ist der Körper leistungsfähig, die Patienten machen teils mehrfach am Tag Sport, um ihre starken Gefühle in den Griff zu bekommen. Viele Patientinnen berichten auch, dass zum Beispiel der Laufsport für sie zur besten Therapie geworden ist und sie sich so mental stabil halten können. Stehen bei der Depression aber Antriebshemmung und Erschöpfung im Vordergrund, so ist es für die Patienten besonders schwer, sich überhaupt noch für das Nötigste aufzuraffen, geschweige denn, Sport zu machen.

Persönlich zähle ich zu letzterer Gruppe. Vor meinem Zusammenbruch 2014 bin ich Langstrecke gelaufen. Zweimal in der Woche 10 Kilometer, teilweise Steigerungs- oder Intervallläufe, um mein Tempo zu erhöhen, und einmal im Monat lief ich einen Halbmarathon. In diesen 2–2,5 Stunden lief ich genussvoll und völlig allein mit meinen Gedanken über Felder und durch Wälder. Es war eine heilige Zeit. Zeit, in der niemand etwas von mir wollte. Danach fühlte ich mich immer unbesiegbar. Und auf eine erfrischende Art erschöpft. Ich wollte für einen Marathon trainieren. Das war mein Ziel, bevor ich 40 werden würde. Ich hatte schon einmal das Training aufgenommen, wurde dann aber schwanger – beides passte nicht zusammen, mein Körper hätte das auch nicht mitgemacht. Also fing ich 2014 wieder an mit dem Marathontraining. Lief häufiger weite Strecken, weitete meine Route auf 30 Kilometer aus. Und war sehr stolz, dass das möglich war. Dass mein Körper mich so weit trug.

Dann kam die Zeit, in der ich merkte, dass etwas nicht stimmte. Die Läufe wurden immer anstrengender. Selbst meine 10-Kilometer-Mittwochsrunde, die ich mit einer kleinen Altherrenmannschaft von Triathleten absolvierte, war plötzlich mühsam. Die Senioren liefen mir davon, dabei wäre das Tempo normalerweise für mich zu schaffen gewesen. Es war, als würde ich ständig bergan laufen. Meine Luft blieb weg, ich musste mich zurückfallen lassen, musste sogar Pausen machen. Das war nicht normal. Aber woran lag es?

Nach der Diagnose habe ich zwei Wochen Laufpause gemacht. Und danach war alles anders. So oft ich es versuchte – wenige Kilometer nach Start ging nichts mehr. Dann stand ich verschwitzt im freien Feld, mitten im Winter, und bekam keinen Fuß mehr vor den anderen. Besonders schlimm war es auf Autobahnbrücken, da sackten mir die Knie weg. In meinem Kopf lief ein ganz anderer Film. Aber es konnte auch ohne Trigger passieren, dass ich irgendwo auf der Strecke nicht mehr weiterkam. Ich konnte nicht atmen, meine Beine gehorchten nicht und manchmal musste ich einfach weinen.

Im Krankenhaus sagte man mir, ich sollte doch froh sein, ich hätte doch immerhin meine Laufschuhe angezogen, da sei es doch gar nicht schlimm, dass ich es nicht geschafft hatte, loszulaufen. Am liebsten hätte ich ihnen ins Gesicht gebrüllt: »Ihr habt ja keine Ahnung! Ich bin Halbmarathonläuferin!! Lasst mich alle in Ruhe!« Ich probierte es wieder und wieder. Ich kam nicht mehr über Kilometer drei hinaus und ging von dort bibbernd vor Kälte, mit Mäuseschritten und beschämt zurück. Ich versuchte bestimmt noch 100-, vielleicht auch 200-mal, wieder mit dem Laufen zu beginnen, aber jedes Mal scheiterte ich. Es war immer das ultimative Gefühl von Freiheit für mich gewesen. Und jetzt war es nur noch schrecklich.

In einem Krankenhaus begann ich das Walken. Es tat mir gut. Mein Kopf war freier. Es gab nicht diesen Knoten wie beim Laufen. Ich fühlte mich zwar gedemütigt in meiner Leistungsfähigkeit, aber ich führte es weiter fort, zähneknirschend. Immer wieder übermannte mich meine Antriebslosigkeit und zwischen Wunsch und Umsetzung lagen nur Schuldgefühle und Scham über meine mangelnde Disziplin. Es gab keine Kontinuität, ich wurde immer wieder zurückgeworfen und war dauernd nur blutige Anfängerin. Ich machte trotzdem weiter. Verabredete mich zum Walken oder ging alleine los. Ich kam mir vor wie eine Oma mit meinen Stöcken. Weit kam ich auch nicht. Fünfundvierzig Minuten fühlten sich an wie eineinhalb Stunden. Aber ich konnte einfach nicht mehr. Und wenn ich dabei redete, blieb mir die Luft völlig weg. Von meiner sportlich trainierten Lunge merkte ich gar nichts mehr. Manchmal musste ich mich auch mitten auf einer kleinen 30-min-Strecke hinsetzen, der Akku war einfach vorzeitig leer.

Ich wäre gerne wieder Sportlerin. Aber der Kampf, die Überwindung, die vielen wochen- und monatelangen Pausen, weil es mir schlecht geht oder die Kraft für etwas anderes gebraucht wird, die ständigen Neuanfänge – all das macht auch mürbe im Laufe der Zeit.

Heute liegen meine Walking-Stöcke und auch mein Handtuch samt Fitnessstudioausweis immer im Auto. So kann ich, egal wo ich bin, eine Runde Sport machen, wenn es mir gut genug geht. Wichtig ist, dass ich kein großes Ding daraus mache in meinem Kopf, sonst springt sofort der Überforderungsmodus an: »Ich kann mich doch eh nicht aufraffen«, »Das schaffe ich doch nie«, »Dann treffe ich auf Menschen, das packe ich nicht!«, »Heute sind meine Gedanken zu dunkel, um ...«. Nein, einfach machen. Das funktioniert am besten. Wenn auch nur an manchen Tagen.

Vom richtigen Maß

Egal, welcher Typ Patientin Sie sind, ob Ihnen Sport plötzlich leichter fällt und er Ihnen mental hilft, oder ob er Ihnen ungewohnt beschwerlich vorkommt und Sie sich dazu zwingen müssen:

> — Es ist eine Herausforderung, sein neues Maß zu finden.

In beiden Fällen braucht es ein stetig wachsames Auge oder auch gute professionelle Begleitung, um sich mental und körperlich nicht zu überfordern. Die Depression läuft immer mit und egal, ob sie uns zu neuen Höchstleistungen treibt und möglicherweise den Körper überfordert, oder ob sie uns bremst und wir unsere Energie für andere wichtige Dinge benötigen, um mental stabil zu bleiben: Das richtige Maß ist anders als vor der Krankheit und zudem volatil.

Mental gute Phasen muss ich für Sport nutzen, um meine Muskeln aufzubauen, die sich durch die langen Liegezeiten in schlechten Phasen zurückbilden. Außerdem ist es für mich wichtig, eine Routine herzustellen, damit auch die Überwindung leichter wird. Denn eines ist immer klar: Die gute Phase wird bald wieder vorbei sein. Gleichzeitig muss ich aufpassen, dass ich es dann nicht übertreibe – und das mit meinem neuen, ohnehin klitzekleinen Maßstab. Statt eines 30-km-Laufs ging plötzlich nur noch eine Strecke von drei Kilometern – und zwar walking statt running. Ich kam mir vor wie 80 statt Mitte 30. Damit musste ich zufrieden sein. Ging nicht vielleicht doch mehr als drei Kilometer? Bestimmt! Fünf Kilometer. Ich musste abbrechen, weil die Kräfte nicht bis nach Hause gereicht hätten. Dann wieder tat mein Knie weh. In einer guten Phase hatte ich mich durch den Sport mental stabilisiert. Ich ging 3–4-mal in der Woche walken, also recht häufig. Doch auch da machte der Körper schlapp, es war wieder das Knie. Es dauerte Monate, bis die Sehne wieder in Ordnung kam. Ich war wütend auf mich selbst.

So schwer es war, in guten Phasen unbedingt den Antrieb für Sport aufzubringen und so schwer es war, gleichzeitig nicht zu übertreiben: noch viel schwerer war es, in schlechten Phasen zu akzeptieren, dass kaum etwas oder gar nichts ging. Die sich ständig ändernden Bedingungen beeinflussen auch heute noch jeden Tag meine Erfolgs- bzw. Frusterlebnisse. Denn immer das richtige Erwartungsmanagement zu betreiben, also das richtige Level von Motivation und Akzeptanz zu finden, ist eines der größten Themen in der Depression – und rund um das Thema Bewegung zeigt sich das bei mir besonders deutlich.

Lieber wenig als gar nichts

Für alle die, die unter Erschöpfung und Antriebslosigkeit leiden, die sich eben nicht aufraffen können, »richtigen« Sport zu machen: Auch kleine Schritte zählen. Eine Runde um den Block mit einem guten Freund, eine Strecke zum Arzt mit dem Rad fahren, all dies sind Möglichkeiten, dem Körper wertvolle Bewegung, frische Luft und ggf. auch sozialen Kontakt zu ermöglichen.

Früher habe ich gesagt: unter einem 10-Kilometer-Lauf lohnt ja das Umziehen kaum. Heute weiß ich, selbst wenn ich nur einmal 15 Minuten spazieren gehe, hilft mir das schon sehr für meine Gefühlslage und meine Entspannung, was mein Körpergefühl angeht. Ich musste umlernen, dass das Motto »wenn schon, denn schon« nichts mehr in meinem Sport zu suchen hat, sondern allein der Beginn schon ein »Immerhin!« als eigene Anerkennung verdient hatte. Lange Zeit habe ich lediglich ein paar Übungen zu Hause gemacht. Nicht mehr als 20 Minuten. Früher hätte ich darüber gelacht. Aber jetzt war es plötzlich ein Maß, das ich ohne großen Angang bewältigen konnte, das auch dann zu bewältigen war, wenn ich keinen so guten Tag hatte. Also: Schuhe anziehen und los, egal wie weit oder kurz der Weg sein wird.

Dehnen

Viele Betroffene holen sich über Yoga oder Pilates ihre körperliche und mentale Auszeit, über Sportarten also, die ruhig und dehnend wirken, die Körperkoordination schulen und auch den Geist mit einbeziehen. Ich selbst habe bisher keinen Zugang zu beiden Sportarten gefunden, dafür dehne ich mich im Alltag viel, vor allem aber an Tagen, an denen Sport nicht möglich ist – sei es, weil Energie, Antrieb oder Zeit fehlen.

— Es tut mir gut, meinen Körper zu spüren.

Und so manches Mal kann ich dadurch Muskelverspannungen vermeiden. Rücken, Nacken, Schultern, Becken, Beine … einmal den gesamten Körper durchstrecken.

Muskel-verspannungen auflösen

Trotz allen Dehnens und Sports treten bei depressiv erkrankten Menschen durch das hohe Stresslevel im Körper immer wieder schmerzhafte Muskelverspannungen auf. Anstelle des Parasympathikus, der für die Entspannung zuständig ist, ist der Sympathikus aktiv und versetzt den Körper in Alarmbereitschaft. Kliniken sind, so meine Erfahrung, restriktiv mit der Gabe von Schmerzmitteln wie Ibuprofen oder Paracetamol. Das Personal rät stattdessen zunächst zu vielen anderen Alternativen, die sich ausprobieren lassen: Wärmedusche, Wärmebad, Spaziergang, feuchter oder mit Minzöl getränkter Waschlappen auf die betroffene Stelle legen, Massage, Wärmekissen, Dehnen u. v. m.

Bei mir sitzen die Verspannungen meist in Form von dicken Knoten und verhärteten Muskelsträngen im Schulter-Nacken-Bereich und verursachen starke Kopfschmerzen. Bevor ich eine Kopfschmerztablette nehme – Tabletten brauche ich schon genug – versuche ich es erst einmal mit dem klassischen Programm, wie es auch das Klinikpersonal empfiehlt: siehe oben. Erst wenn das alles nicht hilft, muss die Kopfschmerztablette her, um die Schonhaltung und Grundspannung einmal rauszubekommen. Damit ist oft schon geholfen.

Wenn das nicht reicht, wende ich mich an meinen Arzt, der mir ein Rezept zur physiotherapeutischen Behandlung ausstellt. In den Händen des »Physiotherapeuten meines Vertrauens« bekomme ich im Notfall Massagen, er zeigt mir aber auch Übungen, mit denen ich meine Nackenmuskulatur dehnen und stärken kann, sodass ich selbstwirksam und nachhaltig weiterarbeiten kann. Auch im Fitnessstudio achte ich darauf, die Schulter-Nacken-Partie zu stärken, sodass ich insgesamt seltener Verspannungen und Kopfschmerzen bekomme.

Gleichzeitig probiere ich, das Stresslevel in mir zu senken, denn hier liegt schließlich die Ursache. Mal ist es ein offener Konflikt, schlaflose Nächte, zu viele Termine oder ein Emotionsschub. Es braucht also Reflexionsarbeit, um herauszufinden, was gerade besonders auf den Schultern lastet. Nicht immer findet sich ein konkreter Grund. Die Depression allein ist Grund genug. Dann versuche ich, mein Programm zu entschlacken: Termine reduzieren, auf die Basics wie Schlaf und Ernährung konzentrieren, wohlwollend mit mir selbst sein.

MEN
SCHEN

Wer tut mir gut?

Sozialer Rückzug ist eine häufige Begleiterscheinung der Depression. Zum einen stehen Antriebs- und Energielosigkeit im Weg, zum anderen kann es schwierig sein, seine gedrückte Stimmung vor anderen zu verstecken, denn das frisst Energie; oder aber sie anderen offen zu präsentieren und mit den Reaktionen zurechtzukommen, unabhängig davon, ob sie mitfühlend oder unverständig sind. Auch ist die Fähigkeit eingeschränkt, mit den Emotionen anderer »mitzuschwingen«. Für die Betroffenen fühlt es sich dann schnell so an, als passten sie nicht rein, als bekämen sie keinen Zugang. Als ob man von außen vor der Scheibe eines Restaurants steht, in dem es laut, fröhlich und lebhaft zugeht, man aber nicht reinkommt. Sich für die freudigen Nachrichten der Freundin authentisch mitfreuen? Schwierig, wenn die eigene Seele gerade tieftraurig ist. Auch ein angeschlagenes Selbstwertgefühl, Scham- oder Schuldgefühle in Bezug auf die eigene Erkrankung oder die Angst vor sozialem Ausschluss sind Symptome der Depression, die soziale Interaktion stark erschweren und für manche Betroffene sogar unmöglich machen. Umso relevanter ist es, sich auf wichtige Menschen zu konzentrieren, die einem guttun. Energiegeber und Energiefresser zu trennen. Und kleine Brücken zu bauen zu den Energiegebern, damit es einem selbst leichter fällt, auf sie zuzugehen.

Zu Beginn meiner Depression fiel es mir immer schwerer, Kontakt zu Mitmenschen zu haben. Ich zog mich zurück – zum einen, weil ich mit sozialen Interaktionen überfordert war, zum anderen, weil ich meine Verletzbarkeit so sehr spürte. Jeder Kontakt erforderte Mut. Schaute jemand weg oder sagte ein kritisches Wort, ging mir das gleich für Tage nahe – ich konnte mich einfach nicht von dem übergroßen Gefühl der Zurückweisung lösen. Das ist zum Teil heute noch so, aber ich habe mehr und mehr gelernt, meine Welt wieder sozialer zu gestalten. Ich habe mir über die Zeit ins Bewusstsein geholt, dass ich ein kleines, festes Netzwerk aus Menschen habe, die mir wichtig sind und mir guttun. Nicht bei allen Menschen in meinem Leben traf beides auf einmal zu.

Gut tun mir Menschen, die klar und authentisch sind. Die Interesse an anderen, aber auch ein gesundes Interesse an sich selbst haben. Die mir auf Augenhöhe begegnen. Die nachfragen, wie es geht, aber auch verstehen, wenn ich nicht immer darüber sprechen möchte. Die signalisieren: Ich bin für Dich da, wenn Du mich brauchst, aber ich überlasse Dir die Entscheidung, ob und wann das ist. Menschen, die auch mich einmal brauchen. Menschen, die ihre Gefühle nicht verstecken, sondern mit ihnen umgehen – und wenn es bedeutet, dass sie eine Verabredung mit mir absagen, weil es ihnen emotional nicht gut geht. Ich mag Menschen, die aus ihrem Leben erzählen. Die mal oberflächlichen Spaß genießen, dann aber auch ernsthafte Gespräche. Menschen, die tiefere Werte verfolgen.

Es gibt Menschen, die ich mag, die mir aber nicht guttun. So kamen einige und redeten nur über sich, ohne eine einzige Frage zu stellen, oder sie klagten ausgiebig über ihre eigene Situation, ohne zu merken, dass es ihnen im Vergleich zu mir sogar sehr gut ging – aber sie nahmen mich und meine Welt gar nicht wahr, oder aber sie sprachen schlecht über andere – auf all das reagierte ich zunehmend allergisch. Ich fühlte mich in Gegenwart dieser Menschen oder ihrer Verhaltensweisen nicht mehr wohl. Es kam auch vor, dass Menschen meiner Erkrankung oder meinem heutigen Leben mit Unverständnis begegneten. Das war sehr schade. Ich suchte in allen Fällen den Dialog, aber nach mehreren Versuchen war es für mich wichtig, den Kontakt zu reduzieren, denn meine Energie und meine Fähigkeit zur sozialen Interaktion waren ohnehin stark beschränkt, ich musste sortieren: Sind die Menschen in meinem Umfeld Energiefresser oder Energiegeber? Die reinen Fresser verabschiedete ich langsam aus meinem Leben. Und einige Energiegeber gewann ich als Freunde hinzu.

Fokus auf die Essenz

Wo sich die Ressourcen reduzieren, muss man stärker priorisieren. Ich zog Kreise in meinem Leben. Mein Sohn war und ist der engste Kreis, der Mensch, der mir am wichtigsten ist und für den ich am meisten Verantwortung trage, für den ich da sein möchte. Danach kamen meine Beziehung, meine engsten Freunde und Familienmitglieder. Danach die anderen Freunde und Familienmitglieder. Dann erst Bekannte etc. Und je nachdem, wie viel Energie ich hatte, konnte ich mal nur den innersten Kreis pflegen, oder eben auch die weiteren Kreise.

Ich bin so gerne ein zuverlässiger Mensch, aber ich konnte nicht mehr jede Zusage und Verabredung einhalten. Dabei fiel es mir so schwer, jemandem abzusagen. Die klare Prioritätenordnung half mir immer wieder, zu entscheiden, ob ich eine Verabredung eingehen und halten konnte, oder nicht. Natürlich hatte das zur Folge, dass der innere Kreis gestärkt wurde – und Menschen, die weit außen standen, in den Hintergrund traten. Aber ich wusste immer: die wichtigsten Menschen sind mit mir eng verbunden.

Familiennetz stärken

Hilfe annehmen, das fällt gar nicht so leicht. Das musste auch ich lernen. Aber ich lernte gleichzeitig: Die Menschen, denen ich nahestehe, wollen nur allzu gerne helfen. Selbst mit kleinen Ratschlägen oder Gefälligkeiten, denn als Angehöriger steht man viel zu oft hilflos neben einer depressiv erkrankten Person und wünschte, man könnte etwas tun, irgendwie helfen.

Auch innerhalb der Familie gibt es besagte Energiegeber und Energiefresser. Ich verstärkte den Kontakt zu den liebsten Kontakten, allen voran zu meiner Mutter. Ich band diejenigen ein, die sich Sorgen machten, und ließ sie immer mal wieder wissen, wie es mir ging – ohne Erwartungen daran zu knüpfen. Wenn ich Hilfe brauchte, fragte ich nun danach, das war für mich neu und fühlte sich erst sehr ungewohnt an. Aber ich versuchte, mein ureingespieltes Programm »Ich schaff das alleine« nicht mehr zwanghaft umzusetzen. »Man möchte doch so gern helfen«, sagte meine Mutter immer wieder. Und ich wusste irgendwann, was sie meinte. Sie war erleichtert, »etwas« tun zu können zur Unterstützung. Wo es doch ohnehin so wenig gab, das man als Außenstehender beisteuern konnte. Als ich das verstanden hatte, fiel es mir viel leichter, sie einzubinden. Ich musste zum Arzt gefahren werden? Ich fragte meinen Freund. Ich brauchte Hilfe bei einer Entscheidung? Ich fragte im Freundeskreis um Rat. Es wurde leichter, nach Hilfe zu fragen und sie anzunehmen. Und ich fühlte mich verbundener.

Liebevolle Beziehungsarbeit

Gehen wir von zwei Prämissen aus:

1. Die Beziehung zu einem depressiv erkrankten Menschen ist nicht einfach.
2. Die Beziehung zu einem nicht depressiv erkrankten Menschen ist nicht einfach.

Was möchte ich damit sagen? Jeder von uns hat Ecken, Kanten, Macken, Eigenheiten, Schwächen, aber auch Rundungen, Stärken, Fähigkeiten. Und jeder in einer Beziehung muss sich sowohl anpassen als auch auf ein Gegenüber einstellen. Und in allen Fällen hilft Kommunikation – über Bedürfnisse und Wünsche, über Konflikte und Lösungen.

Depressiv erkrankte Menschen sind in der Regel leichter verletzbar als nicht Depressive. Das bedeutet, dass Respekt und Kommunikation über beiderseitige Bedürfnisse besonders wertvoll sind.

Auch die Frage nach Nähe und Distanz ist in Partnerschaften eine wichtige. Depressiv erkrankte Menschen brauchen vielleicht mehr Rückzugsphasen und -raum als nicht Depressive, vor allem als nicht depressive extrovertierte Menschen.

»Was würde Dir jetzt guttun?«, »Was brauchst Du jetzt (von mir)?«, »Was kann ich tun, damit es Dir besser geht?«, »Hast Du einen Wunsch an mich?« sind Fragen, die beiden Parteien helfen können. In sehr vielen Situationen.

In Krisen musste ich lernen, dass ich mich meinem Partner anvertrauen kann, ich mich nicht völlig zurückziehe. Denn falsche Rücksichtnahme meinerseits führte nur dazu, dass er meine emotionale Extremreaktion auf sich selbst bezog und mit der Situation überfordert war. Dann eskalierte es schnell. So habe ich nach und nach gelernt, meine Befindlichkeit und meine Bedürfnisse so konkret wie möglich zu beschreiben, damit mein Partner weiß, ob meine Gefühle etwas mit ihm zu tun haben oder nicht – und ob bzw. was er tun kann. Beide Aspekte beziehen sich auf ihn und deshalb sind beide für ihn besonders wichtig. »Ich bin heute nicht so gut drauf – unter Leute zu gehen fällt mir schwer. Hast Du was dagegen, wenn wir einfach hier zusammen sitzen und fernsehen?« Oder: »Es geht mir nicht gut, ich leg mich mit einem Hörbuch hin und schaue, ob es besser wird. Ich würde mich freuen, wenn Du ab und zu mal ins Zimmer kommst.« »Kannst Du Dich vielleicht zu mir legen?« Je konkreter mein Wunsch, desto leichter ist es für ihn, zu helfen. Und das ist es ja, was wir beide wollen: dass es mir möglichst schnell wieder möglichst gut geht.

Der Pixar-Film »Alles steht Kopf«[37] von Pete Docter beschreibt im ersten Teil sehr schön, dass Trauer, in dem Film fabelhaft dargestellt von dem blauen, bebrillten Mädchen »Kummer«, auch die Funktion erfüllt, Menschen zusammenzubringen. Wer sich traurig zeigt, macht sich anderen gegenüber verletzbar und erfährt durch sie zum Beispiel Mitgefühl, Beistand und Trost – was wieder zu Verbundenheit und Freude führt. So können traurige Phasen auch etwas Stärkendes für Beziehungen haben, weil die Zusammengehörigkeit wächst, wenn man diese Phase gemeinsam durchlebt. Das funktioniert natürlich nur, wenn gegenseitig Offenheit und Vertrauen herrschen.

Jetzt möchte ich natürlich nicht alles weiß waschen, denn eine Depression ist eine ziemlich dunkle Angelegenheit und je nach Ausprägung und Dauer kann es natürlich sehr belastend für die Betroffenen und ihre Partner und Partnerinnen sein. Keine Frage. Aber ich möchte zumindest die Hoffnung darauf machen, dass Partnerschaft auch für Depressive sehr gut möglich ist und dass die Grundregeln Respekt und Kommunikation in Partnerschaften von Depressiven teils besonders stark ausgeprägt sind und die Partnerschaft festigen.

Oxytocin durch Körperkontakt

Durch Körperkontakt mit anderen Menschen schüttet unser Körper das Bindungshormon Oxytocin aus. Besonders intensiv kennt man das von Müttern und ihren Neugeborenen oder auch von dem tiefen Verbundenheitsgefühl nach einem Orgasmus. Doch auch Kuscheln oder eine Umarmung unter Freunden kann eine Oxytocin-Ausschüttung bewirken und so das Gefühl der Verbundenheit stärken. Eine kleine natürliche Geheimwaffe gegen das Gefühl von Einsamkeit, das leider häufig mit Depressionen einhergeht.

Freundschaften halten etwas aus

Persönlichen Kontakt zu pflegen, kann für depressiv erkrankte Menschen nahezu unmöglich sein, weil es sie total überfordert, aus dem Haus zu gehen, eine längere Unterhaltung zu führen oder dafür zu sorgen, dass ihr Gast mit einem Glas Wasser versorgt ist. Das ist nicht ungewöhnlich und nichts, wofür man sich schämen oder wofür man jemanden verurteilen sollte. Für Angehörige ist es wichtig, dieses Verhalten nicht auf sich selbst zu beziehen, es ist die Krankheit, die den Kontakt unmöglich macht, nicht fehlende Zuneigung oder mangelnder Wille. Das gilt auch für eine persönliche Verabredung, die der oder die Betroffene nicht einhalten kann. Und auch in diesen Zeiten lassen sich kleine Kontaktpunkte schaffen, die weiterhin eine Verbindung ermöglichen.

In schlimmen Phasen schaffe auch ich es nicht, Menschen zu treffen. Nicht mal meine engsten Freunde. Aber: die wissen und verstehen das. Was uns in diesen Zeiten verbindet, ist ein Messengerdienst. Mal sind es kleine Nachrichten dazu, wie es ihnen oder mir geht (»Was machen Deine Smileys, immer noch im Tief?« – »Heute war schon besser als gestern.«) oder was wir uns wünschen (»Ich wünsche Dir einen möglichst guten Tag.«), mal sind es Begebenheiten aus ihrem Leben, nach denen ich frage oder die sie berichten, oder dann wieder sind es einfach lustige oder liebevolle Memes. Egal, wie kurz oder oberflächlich jeder diese Kontakte wirken mag, für mich bedeuten sie in diesen Zeiten sehr viel. Mein Handy ist dann mein Fenster zur Welt und es ist, als kämen mich meine Freunde vor diesem Fenster besuchen. So fühle ich mich weniger einsam und mehr verbunden.

Verabredungen, die ich mit Freunden treffe, kann ich nicht immer einhalten. Am Anfang hat mich das extrem runtergezogen, weil ich den Glaubenssatz und Anspruch an mich selbst hatte, »was Du zusagst, musst Du auch einhalten«. Heute weiß ich, dass meine Freunde es lieber sehen, wenn ich achtsam bin und auf mich aufpasse, als dass ich jede Verabredung einhalte. Ich merke, dass auch meine Freunde darin sehr viel besser werden, auf sich Acht zu geben und lieber mal eine Verabredung mit mir abzusagen, wenn sie zu müde sind, mental down oder wenn sie Kopfschmerzen haben. Und das verletzt mich nicht, sondern macht mich stolz auf sie.

Und wenn die dunklen Phasen wieder vorbei sind und wir uns wieder persönlich sehen können, freuen wir uns umso mehr. Meine Freunde, das sind eine Handvoll Menschen, die ich seit 10, 20, teils 35 Jahren kenne. Einige von ihnen älter als ich, andere mein Alter. Keine und keinen mag ich missen. Und ich bin sehr dankbar, dass sie auch die dunklen Strecken mit mir gehen – ihre und meine.

Vom Abschied ohne Groll

Leider halten nicht alle Freundschaften chronische Depressionen aus. Das tut weh. Besonders wenn man merkt, dass die Erkrankung schuld ist, dann liegt der Gedanke nahe: »Ich bin schuld.« Oder vielleicht auch eine kleine Stimme, die sagt: »Die anderen sind schuld, warum haben sie so wenig Verständnis.« Aber das muss man trennen. Es ist die Erkrankung, die es manchmal unmöglich macht, eine Verabredung einzuhalten oder, wenn Freunde weiter weg wohnen, eine Reise zu ihnen anzutreten. Es ist die Erkrankung, die dafür sorgt, dass man in manchen Phasen nicht viel Positives oder Neues zu berichten hat, während das Leben der anderen munter und mit vollem Tempo weitergeht: Urlaube, Beförderungen, Hausbau. Da passt es manchmal einfach nicht mehr zusammen. Für beide. Das hat unter anderem mit der Werteverschiebung zu tun: Früher war zum Beispiel berufliches Vorankommen für mich sehr wichtig und ich habe mich mit bestimmten Menschen viel darüber unterhalten. Heute ist dieser Part meines Lebens stark in den Hintergrund gerückt und hat eine völlig andere Bedeutung als »höher, schneller, weiter«; nämlich »bewusster, tiefer, wirkungsvoller«. Wenn dann eine Unterhaltung zu dem Thema aufkommt, kann das Ungleichgewicht der beiden Welten schnell spürbar und vielleicht auch unangenehm sein. Klafft eine solche Lücke in mehreren Lebensbereichen, dann passen zwei Menschen thematisch oder emotional plötzlich nicht mehr zueinander.

Ich habe bei einer Freundschaft lange auf der Frage »Wie ist es zu dem Bruch gekommen?« herumgekaut. Und habe sie verwechselt mit der Frage nach »Wer hat schuld?«. Erst als ich die Erkenntnis hatte, dass weder die andere Partei noch ich schuld sind, sondern die Erkrankung mit all ihren Veränderungen für mein Leben, konnte ich Frieden schließen damit, dass manche Freunde für einige Zeit meinen Weg begleiten, aber noch lange nicht alle den ganzen Weg mitgehen. Das ist selbst bei gesunden Menschen so. Wir verändern uns und in meinem Fall hat die Erkrankung sehr viele Lebensbereiche, Einstellungen und Möglichkeiten verändert. Und so schwer es mir gefallen war, mit dem ein oder anderen klarzukommen, wie kann ich da erwarten, dass es für alle Außenstehenden möglich ist?

Manchmal führen Wege auch wieder zusammen. So geschehen mit einer Schulfreundin nach zwanzig Jahren. Ich freue mich sehr darüber, sie wieder in meinem Leben zu haben. Aber ich weiß auch, dass andere Personen wahrscheinlich nicht wieder in mein Leben kommen. Das ist okay. Ich bin sehr glücklich mit den Menschen, die ich »meine Lieben« nennen darf.

Freunde helfen gern

Eines ist klar: Freunde helfen einander gern. Vielleicht nicht mehr so gerne beim zehnten Umzug, aber sie sind da, wenn man sie braucht. Das beruht auf Gegenseitigkeit.

Mir fiel es und fällt es immer noch schwer, nicht immer die gleichberechtigt Gebende sein zu können und umgekehrt um Hilfe bitten zu müssen. Und, ganz ehrlich, richtig viele Vorbilder hatte ich auch nicht im Umfeld. Um Hilfe bitten scheint vielen Menschen schwerzufallen, gerade den Gebenden, den Großzügigen, den Helfenden, den Unabhängigen, den Leistungsträgern, den Starken, den Verantwortungsbewussten usw. Sie finden sich vielleicht hier wieder. Es war für mich also ein recht langer Weg, um für mich herauszufinden, wie es mir besser gelingen kann, ein Bedürfnis in einen Wunsch an jemand anderen zu formulieren. Ich habe allerlei ausprobiert. Und war anfangs oft noch frustriert, weil ich zu vage, zu vorsichtig, zu unpräzise formuliert hatte, dass und welche Art Hilfe ich mir wünsche.

Die Zeit hat dann gezeigt, dass es für alle Beteiligten einfacher ist, wenn ich klar benenne, was mir helfen könnte. Denn – das kenne ich auch von belasteten oder kranken Menschen in meinem Umfeld – nichts ist schrecklicher, als einen lieben Menschen leiden zu sehen und nichts tun zu können. Und wie schön und erfüllend ist es, wenn man diese Person unterstützen kann. Also habe ich mir für jeden in meinem kleinen Freundeskreis überlegt, womit er oder sie mir Gutes tun kann. Meine

Freunde sind manchmal für mich da mit einem Telefonat, einem Besuch, einem Spaziergang oder einem lustigen Handyvideo. Mit einer helfenden Hand, einem angeheizten Grill oder einer Umarmung.

Und umgekehrt habe ich auch klar überlegt, womit ich meinen Lieben Gutes tun kann – und wo meine Belastungsgrenzen sind. Sie wissen, dass sie mich jederzeit fragen können und ich ehrlich antworten werde, ob ich für sie da sein kann – oder leider nicht. Eine Garage ist auszuräumen: Ich komme helfen, wenn ich es an dem Tag kann. Ein Glas Wein zusammen trinken und gemeinsam über einen unangenehmen Kollegen schimpfen? Gerne, wenn es an dem Tag geht. Einen Großeinkauf in drei Supermärkten begleiten? Das kann ich nicht mehr gut, aber vielleicht kann ich als Fahrerin einspringen?

— Konkret sein, Grenzen benennen und anerkennen. Dann klappt es für mich besser mit dem Hilfe-Annehmen und -Geben. Vielleicht ja auch für Sie?

Bekannte als Inspiration für Neues

Wie gesagt habe ich nicht so viel Energie, dass sie für alles reicht, was ich mir wünsche, das gilt vor allem für alle sozialen Kontakte. Ich bin sehr froh, wenn ich meine Familie und Freunde einigermaßen regelmäßig sehen kann, denn oft ist das über längere Phasen hinweg nicht möglich. Da liegt es auf der Hand, dass mein Bekanntenkreis ziemlich klein ist. Ich habe einfach nicht die Kapazitäten für mehr Menschen als meinen engen Kreis.

Auch bin ich gesundheitlich bedingt in keinem Mannschaftssport und reise nicht mit Gruppen. Das geht alles nicht oder kaum. Und das heißt natürlich auch: Ich lerne im Alltag wenig neue Menschen kennen. Manchmal vermisse ich das, klar. Aber dann denke ich auch wieder daran, dass mir die Energie fehlen würde, diese Kontakte dauerhaft zu pflegen.

Was also ist ein guter Kompromiss? Zum einen schaue ich auch hier gerne auf das, was geht, nämlich Freundes- und Familienkontakte pflegen – die stehen in meinen Werten höher als Bekannte, also ist das schon einmal gut. Und an den Tagen, an denen ich gesellig bin (das sind wenige, aber umso mehr genieße ich sie), lerne ich gerne neue Menschen kennen, und zwar so, dass ich nicht gleich die unerfüllbare Verpflichtung habe, daraus einen Dauerkontakt etablieren zu müssen. Das kann für mich Schnack mit einem Arzthelfer sein, eine Bekanntschaft, die mein Lebensgefährte und ich im Restaurant machen, eine Interviewpartnerin oder eine ältere Dame im Supermarkt, mit der ich kurz einen rheinischen Plausch halte. Diese Kurzkontakte geben mir sehr viel, nämlich Lebendigkeit, das Gefühl, mit der Welt verbunden zu sein, sie stillen meinen Hunger auf Neues und sie inspirieren mich.

Also: Wenn Kontakte zu Bekannten nicht gehen, schaue ich auf das, was stattdessen geht und übe mich in Zufriedenheit. Und wenn es geht, dann genieße ich den Austausch und auch die Tatsache, dass ich keine Verpflichtungen eingehen muss.

Toxische Kontakte reduzieren

Es gibt Menschen, die tun uns nicht gut. Im gesunden Zustand können wir sie vielleicht noch erdulden, im belasteten oder kranken Zustand aber gehen sie uns unter die Haut und es gilt, besonders gut auf sich aufzupassen. Dies kann bedeuten, bei sich selbst eine Haltungsänderung zu dem Gesagten zu bewirken (zum Beispiel sage ich mir dann selbst: »aha, interessant«), eine Verhaltensänderung beim Gegenüber zu erwirken oder, wenn das alles nicht hilft, gegebenenfalls den Kontakt abzubrechen. Dabei sollte man immer im Kopf haben, dass es für Außenstehende nicht immer leicht oder sogar enorm schwer ist, mit einer psychischen Erkrankung umzugehen und die »richtigen Worte« zu finden. Daher steht für mich immer im Fokus, anderen meine Bedürfnisse und Wünsche klar zu kommunizieren und auch Rücksicht auf die eventuelle Unbeholfenheit des Gegenübers zu nehmen, damit beide Seiten eine Chance haben, sich gegenseitig anzunähern. Ich habe einmal ein paar Typen analysiert, die mir zum Beispiel nicht guttun, besonders, seit ich depressiv bin:

»IST DOCH NORMAL.« Egal, was ich von meiner Erkrankung erzähle, der »Ist-doch-normal«-Typus hat alles schon erlebt oder bei anderen als alltäglich beobachtet. Ich liege nachts fünf Stunden wach? »Ist mir auch schon passiert! Passiert ja jedem irgendwann mal in seinem

Leben.« Ich habe eine teerartige düstere Stimmung auf mir liegen seit Wochen? »Kenne ich, jeder hat mal einen schlechten Tag.« Ich habe massiven Suiziddruck? »Jeder hat doch schon mal darüber nachgedacht, sich das Leben zu nehmen.« Das Muster ist immer: Symptome abschwächen und auf eine Ebene des Alltäglichen herunterziehen. Diese Diminuierung wird weder der Erkrankung noch der Erkrankten gerecht. Eine Depression ist nichts, was sich mit den alltäglichen Befindlichkeiten eines Gesunden vergleichen lässt. Wenn dies öfter passiert, adressieren Sie es: Was ist mir aufgefallen, welche Gefühle hat das Gesagte in mir ausgelöst, welches Bedürfnis und welchen Wunsch habe ich an die betreffende Person?

»STELL DICH NICHT SO AN.« Menschen dieses Typus haben typischerweise in ihrem Leben gelernt, die Dinge aus eigener Kraft heraus ändern zu können und in ihren Wertevorstellungen ist ihnen Faulheit zuwider. So fühlen sie sich verleitet, der depressiv erkrankten Person Unwillen oder mangelnde Handlungsabsicht zu unterstellen. Manchmal habe ich den Drang, diesen Typus aufzuklären und manchmal gelingt es mir, die Aussagen dieses Typus einfach wegzulächeln.

MITLEID STATT MITGEFÜHL. Eine andere Herangehensweise an Depressionen ist Mitleid statt Mitgefühl. Wie unterscheiden sich die beiden? Mitgefühl bedeutet, mein Gegenüber versetzt sich in mich hinein und »geht in meinen Schuhen«. Er oder sie fühlt mit mir – ohne Bewertung. Ein Beispiel wäre: »Ich weiß nicht, wie genau es Dir geht, aber ich kann mir vorstellen, dass es sich sehr bedrückend anfühlt.« Mitleid dagegen bedeutet, er oder sie leidet offensiv mit mir und bewertet alles als unerträglich. Eine Beispielreaktion könnte lauten: »Du Arme, es muss Dir ja so schrecklich gehen. Ich weiß gar nicht, wie Du das aushältst. Mein Gott, wie furchtbar!« Diese Bewertung zieht mich als Betroffene immer stark mit runter und ich habe eher das Gefühl, mein Gegenüber trösten oder mein Befinden abschwächen zu müssen, weil er oder sie so sehr im Leid aufgeht. Das ist mir unangenehm.

DIE TRATSCHTANTE. Manche Leute heucheln Interesse an mir oder meiner Erkrankung, um anderen brühwarm davon erzählen zu können. Das Prinzip lautet: »Ich weiß was, was Du nicht weißt.« Dass sie dabei weniger an mir oder Beistand interessiert sind, als daran, sich als Insider und Dramaqueens mit meinem Ergehen darzustellen, liegt auf der Hand. »Die erzählt allen, Du wärst völlig kaputt und in der Klapse«, wurde mir einmal über eine frühere Kollegin zugetragen. Kein schönes Gefühl. Aber an der Stelle hatte ich keinerlei Interesse, mit der betreffenden Person ein klärendes Gespräch über meine Gefühle, Bedürfnisse und Wünsche zu führen. Sie war es einfach nicht wert.

DER EXPERTE. Manchmal passiert es auch, dass Menschen mir ungefragt Tipps geben, wenn ich ihnen vertraue und etwas über meine Erkrankung anvertraue. »Du solltest mal Johanniskraut probieren.« oder »Meine Freundin hat damals eine Weltreise gemacht, dann ging es ihr gleich viel besser«. Diese Reaktion passiert meist aus dem Impuls heraus, etwas Hilfreiches beitragen zu wollen, woran ja erst einmal nichts Verwerfliches ist. Aber oft erweisen sich diese Tipps als naiv oder sogar falsch bzw. nur hilfreich für andere Diagnosen. Ich kenne meine Erkrankung seit rund zehn Jahren und habe so unendlich vieles aus Fachgesprächen und -literatur lernen dürfen, habe so vieles ausprobiert, da sind Ratschläge, die man auf dem Titel der »Bild der Frau« gelesen hat, häufig nicht hilfreich und nur lästig, wenn ich ganz ehrlich bin. Aber natürlich möchte ich auch niemanden vor den Kopf stoßen und so bedanke ich mich oft einfach oder erkläre, weshalb der Tipp für mich nicht zutrifft. Wenn es aber überhandnimmt, versuche ich, der Person vorzuschlagen, mir anstatt Ratschläge zu erteilen Fragen zu stellen: »Hast Du schon einmal … probiert?« So habe ich die Möglichkeit, etwas selbstbestimmter darauf zu reagieren und von meinen Erfahrungen zu berichten.

MIX-TYPEN. Einen Fall gab es, da ist mir der Typus »Ist doch normal« gepaart mit »Stell Dich nicht so an« und dem »Experten« sehr nahe gegangen. Ich war für einen kleinen Eingriff bei einem ambulanten Chirurgen. Natürlich habe ich auf dem OP-Aufklärungsbogen meine Medikamente aufgelistet und so kam das Gespräch auf meine Depressionen. Der Chirurg sagte als Erstes, nach so vielen Jahren müsse die Krankheit doch längst vorbei sein (»therapieresistent« und »chronisch« waren offenbar Konzepte, die ihm nicht vertraut waren), ich sollte mich nicht so anstellen (Diminuierung und Vorwurf), ich sollte doch mein Antidepressivum einfach mal absetzen (was fatale Folgen gehabt hätte, das wusste ich aus meiner Behandlungserfahrung), ich sollte vielleicht eher mal über Familienplanung nachdenken (ich war zu dem Zeitpunkt 40, mein Sohn 10 und der Arzt hatte offensichtlich keinerlei Interesse, Fragen zu stellen, und auch keinerlei Vorstellung davon, wie es ist, als Depressionspatientin ein Kind zu betreuen, geschweige denn, groß zu ziehen – diesen Ratschlag einer Patientin zu geben, kann furchtbare Folgen für Eltern und Kind haben) und überhaupt, früher hätte man sich mehr mit älteren Menschen unterhalten und die hätten nun wirklich Schrecklicheres erlebt (Vergleich und Diminuierung). Ich war fassungslos, wie ein Mediziner ohne Fragen zu stellen, auf so falsche und respektlose Art in einem ihm offenbar völlig fremden Fachbereich beriet – in seiner Rolle als Arzt. Am liebsten hätte ich ihn bei der Ärztekammer angezeigt. Aber die Kraft hatte ich nicht.

Ich arbeitete stattdessen an meiner Abgrenzung und Haltung. Ich überlegte, warum er das wohl gesagt hatte, und kam zu folgendem Ergebnis: Vermutlich hatte der Arzt, wenn überhaupt, nur die Pflichtveranstaltungen zu den Themen Psychiatrie, Psychologie und Patientenkommunikation absolviert, sodass er über wenig Vorwissen verfügte. Zudem war er als Chirurg wahrscheinlich gewohnt, dass er als medizinischer Experte gefragt war und offenbar war sein Selbstvertrauen zudem so stark ausgebildet, dass er sich zu einer ungefragten fachfremden Beratung berufen fühlte, selbst wenn er auf diesem Gebiet keine Kompetenz besaß. Außerdem arbeitete er als Chirurg in einem medizinischen Handwerk, konnte also exakt abschätzen, wie Behandlungs- und Heilungsverläufe abliefen, hatte täglich Erfolgserlebnisse und konnte diese Erfolge auf sein alleiniges Agieren zurückführen. Psychiater und Psychiaterinnen können all das nicht so leicht. Sie brauchen sehr viel Geduld, können teils nur kleine Verbesserungen erzielen oder bei therapieresistenten Verläufen auch mal keine. Dann können sie Erfolge nicht auf sich direkt zurückführen, sondern müssen zwischen einer Vielzahl von Einflussfaktoren differenzieren – medikamentösen, psychotherapeutischen, sozialen, psychologischen, physiologischen etc. Ich konnte die Überschätzung des Chirurgen klar erkennen, mich von seinen Aussagen abgrenzen und zugleich hoffen, dass er mangels Berührungspunkten anderen Psychiatriepatienten keinen Schaden zufügen würde.

KON TAKT MIT ANDE REN

Wie geht es mir?

Wie geht es mir wirklich und was sage ich, wenn ich gefragt werde? Die Frage »Wie geht es Dir?« bedeutet für die meisten Menschen Smalltalk, aber für depressiv erkrankte Menschen kann sie zum Schleudersitz werden. Manche Patienten schämen sich, die Wahrheit zu sagen, wollen aber auch nicht lügen. Manchmal kennen sie ihr Gegenüber nicht gut genug, um sich in aller Offenheit mit ihrem Befinden anzuvertrauen. Manchmal haben sie eine längere schlechte Phase und möchten nicht klagend wirken. Und manchmal möchten sie das Gespräch einfach nicht auf Negatives lenken, um ihr Gegenüber, aber auch sich selbst, nicht in Problem-Talk zu ertränken. Was also tun? Ich habe im Laufe der Zeit Sprachregelungen als Antworten entwickelt, eine Art kommunikativer Schutzschild, den ich je nach Befinden und Gegenüber einsetze:

- **»Am liebsten gut! Und selbst?«** Das ist die scherzhafte und oberflächliche Variante. Und oberflächlich kann sehr hilfreich sein, vor allem, wenn man ansonsten in Tränen ausbricht, sobald jemand an der Oberfläche kratzt.
- Eine andere Möglichkeit ist: **»Tendenziell gut, nur schlecht geschlafen heute Nacht. Und Du?«** – Das weckt beim Gegenüber oft das Bedürfnis über seine/ihre eigenen Schlafprobleme zu reden und der Fokus ist von mir abgewendet.

- **»Gemischt – mal so, mal so«** ist eine Antwort, die ich verwende, wenn ich nicht lange sprechen, aber auch nicht lügen möchte. Wer mich kennt und es möchte, fragt weiter nach.
- Offener ist: **»Im Moment nicht so gut, aber ich krieg den Tag schon noch auf meine Seite!«** Denn so fühle ich mich oft: nicht gut, aber voller Entschlossenheit, Tag für Tag für mich zu erobern. Auch hier: Nur wer mich kennt und in dem Moment möchte, fragt weiter nach.
- Oder: **»Es geht mir im Moment nicht gut, aber ich arbeite dran, dass es besser wird. Danke dass Du fragst. Wie geht es Dir? Was machen die Kinder?«** Das ist sehr offenherzig, aber in sich abgeschlossen, sodass es nicht zu einem Problemgespräch wird und lenkt den Fokus auf die andere.

Bei all diesen Taktiken hilft es mir, die entsprechende »Sprachregelung«, so nennt man es tatsächlich in der professionellen Kommunikation, im Kopf zu haben und abrufen zu können. So bin ich weniger überrumpelt in der Situation. Und das wiederum hilft mir, mich in der Lage zu fühlen, das Gespräch von mir weglenken zu können, wenn ich das möchte.

»Fake it till you make it«

Oft ist es für depressiv erkrankte Menschen ein Balanceakt: »Gehe ich zu einer Verabredung oder geht es mir nicht gut genug und sollte ich im Sinne der Selbstfürsorge absagen?« »Vielleicht täte mir der Kontakt ja gut und ich komme alleine dadurch in eine bessere Stimmung?« Oder aber, »Worst Case, ich gehe hin und ziehe mein Gegenüber mit meiner eigenen negativen Stimmung runter, muss vorzeitig gehen und habe ein schlechtes Gewissen?« Keine einfache Entscheidung und Betroffene müssen sie immer wieder treffen. Was also tun?

»Einundfünfzig Prozent müssen positiv sein«, hat mein Stiefvater immer gesagt. »Das reicht fürs Erste.« Er hatte das auf Beziehungen und die Frage des »Gehens oder Bleibens« in Krisen bezogen. Aber es hilft auch bei Verabredungen und der Frage nach der eigenen Konstitution. Es entlastet nämlich von dem Gedanken, dass die Stimmung supergut sein muss. Und es eröffnet die Möglichkeit, sich auch in eine positive Stimmung zu entwickeln. Wenn also 51 % positive Stimmung in mir herrschen, dann reiße ich mich zusammen und agiere treu dem Motto »fake it, till you make it«, also ich zeige mich in meiner guten Stimmung und hoffe, dass aus den 51 % weit mehr werden, eine Art positive Self-fulfilling Prophecy. Klappt das immer? Nein. Aber wenn ja, dann hat es sich gelohnt und gibt mir Mut fürs nächste Mal.

Wenn die gute Stimmung nicht klappt

Wenn ich mit meiner »Fake-it-till-you-make-it«-Strategie nicht weiterkomme, dann merke ich das recht schnell. Denn dann sackt die Stimmung von 51 % positiv zu 49 %, 37 %, 19 %. Und dann muss ich das Treffen vorzeitig abbrechen – oder mich entscheiden, mit meinem Gegenüber intensiver über mein Befinden zu sprechen. Nicht immer möchte ich Letzteres, denn manchmal wird meine negative Stimmung mehr, wenn ich mich darauf konzentriere – damit wäre dann keiner von beiden Parteien geholfen. Aber auch wenn ich die Verabredung vorzeitig abbrechen oder bei einer Feier früher gehen muss, versuche ich, diese Tatsache zu akzeptieren und anzuerkennen, dass ich es immerhin gewagt habe.

– Der Versuch war es wert! Du hast Dich getraut und das verdient Anerkennung. Und vielleicht klappt es bei einem nächsten Mal wieder.

Welche Geschichte erzähle ich von mir?

Eine weitere Smalltalk-Frage, die depressiv Erkrankte, krankgeschriebene oder berentete Patienten aus der Bahn werfen kann ist: »Und, was machen Sie beruflich?« Während andere fröhlich aus dem Alltag erzählen, bleibt Betroffenen teils die Stimme weg. Welche Geschichte will ich von mir preisgeben, wenn ich neue Menschen kennenlerne? Kann und möchte ich auf meine Erkrankung und Situation eingehen – oder nicht? Denn: Erzähle ich gleich zu Beginn meine ganze Geschichte, kann das aus Sicht meines Gegenübers »Oversharing« sein und ein Kennenlernen belasten. Dann drehen sich Menschen entweder peinlich berührt weg (»Too much information!«) oder aber sie sind voller Mitgefühl oder auch Mitleid (»Ach Gott, wie schrecklich. Aber das hätte ich gar nicht von Dir gedacht, Du wirkst so …«). Die Portion dessen, was wir offenbart haben, war dann in dem Fall zu viel. Manchmal aber schafft eine solche Offenbarung auch eine Nähe, die unser Gegenüber als sehr vertrauensvoll erlebt und es entwickeln sich tiefe Gespräche, für die andere Menschen oft Wochen, Monate oder Jahre in einer neuen Verbindung brauchen. Es ist also ein sehr schmaler Grat. Ich persönlich entscheide nach meiner aktuellen Stimmung und nach meiner Intuition, welche Vertrauensbasis ich erwarten darf – oder eben nicht.

Natürlich treffe ich nicht immer die richtige Entscheidung. Das ist aber okay. Letztlich sind fremde Menschen genau das: fremde Menschen. Wenn ich zu viel von mir preisgegeben habe, dann zieht danach jeder seiner Wege. Wenn ich aber eine tiefe Vertrauensbasis geschaffen habe, gehen beide am Ende des Gesprächs mit dem Gefühl einer intensiven menschlichen Begegnung auseinander und haben beide große Wertschätzung für das Gegenüber entwickeln können.

Wenn ich nichts offenbaren möchte – sei es, weil ich nicht in der Stimmung bin oder weil ich mein Gegenüber nicht als sensibel und/oder aufnahmebereit einschätze – dann wähle ich eine Sprachregelung, die wenig Nachfrage beschert. »Ich bin Unternehmensberaterin« oder ein ähnlicher Satz tut meistens seinen Dienst, nämlich möglichst wenig Nachfragen auf diese langweilig klingende Tätigkeit auszulösen. Was mir allerdings auch aufgefallen ist: Bin ich mit meinem Partner unterwegs und lasse ihn auf die Frage nach dem Beruf zuerst antworten, fragen viele Menschen gar nicht mehr nach mir, nehmen nicht einmal mehr Blickkontakt mit mir auf, sondern sind dann ganz bei meinem Partner mit ihrer Aufmerksamkeit. Nun gut, ist ja auch ein Zeichen. Nämlich: Es interessiert sie nicht, was ich tue. Und dann ist das so. Die Einstellung, dass die Partnerin nicht arbeitet, erinnert zwar ein bisschen an die 1960er Jahre, aber ich kann gut damit leben, dass ich in diesem Fall keine Kalorie an eine Aussage verschwendet habe.

Glück lässt sich verdoppeln

Glück hat die wunderbare Eigenschaft, dass es sich verdoppelt, wenn man es teilt. Wie eine brennende Kerze, mit der man andere entzünden kann. Ob man sich mit einem Gegenüber mitfreut, man anderen eine Freude macht oder sein eigenes Glück mit anderen teilt: letztlich läuft es immer darauf hinaus, dass Glück abstrahlt. Gerade in Zeiten von Depression, in denen Glück nur schwer spürbar ist, kann es besonders wichtig sein, das Licht zu verdoppeln. Dabei geht es nicht um die ganz großen Ereignisse, sondern um die alltäglichen, kleinen Begebenheiten.

— Gemeinsam schöne Momente sammeln und teilen. Sich an der Freude anderer erfreuen. Sich mitteilen, selbst wenn es nur kleine Erfolgserlebnisse zu sein scheinen. All das lenkt den Blick auf das Positive. Und worauf man sich konzentriert, das wächst.

Leid lässt sich halbieren

Den Spruch: »Geteiltes Leid ist halbes Leid«, kennen die meisten von uns noch von unseren Eltern und Großeltern. Und es steckt viel Wahrheit darin. Sich anzuvertrauen kann bereits eine große Erleichterung sein. Als ob ein kiloschwerer Stein vom Herzen fällt. »Sich etwas von der Seele reden« ist ein Ausdruck, der Ähnliches beschreibt. Wenn es dann noch gelingt, aktive Hilfe zulassen oder sogar zu erfragen, dann ist man schon sehr weit.

Letztlich läuft es immer wieder auf diesen Dreiklang hinaus:

1. Wie geht es mir bzw. was spüre ich?
2. Was ist mein Bedürfnis, das dahinter liegt?
3. Welchen Wunsch habe ich an mein Gegenüber?

Alleine durch diese drei Schritte lässt sich lernen, besser in sich hineinzuspüren und auch, andere konkret einzubinden. Dabei unterstützen auch Sätze wie »Was ich jetzt von Dir brauche …« oder »Mein Wunsch an Dich wäre, …«. Ein paar dieser Satzanfänge immer wieder aktiv zu nutzen, kann helfen, sie zu verinnerlichen und immer selbstverständlicher einzusetzen. Bis es sich ganz natürlich anfühlt, seine Wahrnehmung, Bedürfnisse und Wünsche zu kommunizieren.

Helfersyndrom drosseln

Es gibt sehr viele Gründe, weshalb man anderen hilft: weil man dem anderen Gutes tun möchte, man verantwortungsbewusst ist, man sich selbst das angenehme Gefühl dadurch verschafft, gebraucht und/oder gemocht zu werden, weil man schlecht Nein sagen kann, man sich einen Gegennutzen dadurch verspricht usw. Ein Helfersyndrom kann in allen diesen Gründen seinen Ursprung haben, aber in Zeiten von Krise oder Depression ist es nicht hilfreich, sich darauf einzulassen, denn: Sie brauchen Ihre Kraft für sich selbst und Ihre Allerliebsten. Einen Kuchen für den Kuchenbasar backen? Das können dieses Mal auch andere, gesunde Personen übernehmen – und wem es unangenehm ist, Nein zu sagen, der kauft einfach einen, anstatt selbst in der Küche zu stehen. Ein fremder Umzug muss gestemmt werden und es werden Helfer gesucht? Auch wenn der erste Impuls ist, zuzusagen, tun Sie es nicht bzw. nicht sofort. Sie haben alle Berechtigung, Nein zu sagen, wenn Ihre Kraftreserven nicht gefüllt sind wie im gesunden oder normalen Zustand.

Mir selbst ist es sehr schwergefallen, mich auf Elternabenden oder im Freundeskreis nicht automatisch für Freiwilligendienste zu melden. Ich hatte einfach ein schlechtes Gewissen, wollte unbedingt zuverlässig und nicht faul wirken. Aber nach und nach lernte ich: Hilfe kann ich nur dann leisten, wenn ich die Kraft übrig habe. Ich kann nicht meine Energie an gesunde Mitmenschen verschenken, wenn ich danach nicht mehr für mein Kind und mich Sorge tragen kann. Das passt einfach nicht zusammen. So schwer es mir fiel, habe ich sogar gelernt, mit einer eventuellen Enttäuschung auf der Gegenseite recht gut zu leben. Und ganz ehrlich: es war nicht nur für mich als Patientin, sondern auch als Mensch sehr heilsam, irgendwann nicht mehr für jede Aufgabe gefragt zu werden. Die Rolle des fleißigen Lieschens passte mir nicht mehr. Ich war und bin rausgewachsen.

Andere weniger bewerten

Es werden immer wieder Versuchungen kommen, sich mit dem eigenen Umfeld zu vergleichen. Oder mit Ihrem früheren, gesunden Ich. Aber Sie drängen sich dadurch leicht in die Opferrolle. Ihre früheren Kollegen sind befördert worden – und Sie »hocken nichtsnutzig herum«? Früher konnten Sie drei Stunden Tennis spielen – in der Depression klappt das aber nicht mehr? Die Gedanken sind in diesem Fall defizitorientiert – sie konzentrierten sich auf das, was fehlt. Damit kann man sich ziemlich unglücklich machen, das weiß ich nur zu gut aus eigener schlechter Erfahrung. Je mehr wir auf das schauen, was wir nicht können, desto mehr werden unsere negativen Gedanken, desto stärker kann eine Depression werden.

Was hilft ist, bei sich zu bleiben und in dem Moment zu denken:

»Was gelingt jetzt gut?«

»Wofür bin ich jetzt dankbar?«

Diese positive Wendung der Perspektive kann besonders dann korrigierend wirken, wenn man merkt, dass man auf alten Denkpfaden trampelt und doch wieder in einen Vergleich abgerutscht ist.

Andere oder mein früheres Ich in einem besseren Licht zu sehen und meinen Ist-Zustand abzuwerten, war das eine. Aber ich hatte eine Zeit lang zudem die Tendenz, Defizite bei anderen wie unter einem Mikroskop zu beleuchten. Vielleicht, um mich selbst ein Stück besser zu fühlen, muss ich beschämt zugeben. Egal, ob jemand weniger schlank, weniger schlau oder weniger geschickt war. Es fiel mir auf und ich zeigte innerlich oder manchmal auch nach außen sichtbar mit dem Finger darauf. Und gleichzeitig mochte ich diese Eigenschaft an mir gar nicht. Ich war mir selbst unsympathisch in diesen Momenten und fühlte mich an Teenagerzeiten zurückerinnert, als diese Art der Weltanschauung so normal war auf dem Schulhof. Und schon damals fand ich sie grausam. Ich dachte zurück an eine Lektion aus dem Coaching: Ganz im Sinne der Achtsamkeit galt es in einer Übung, das Gegenüber nicht zu bewerten, unabhängig davon, ob diese Person etwas Unüberlegtes sagte, sich unhöflich oder auffällig verhielt. Das Einzige, das man sich innerlich sagen sollte, war: »Aha, interessant!« Anfangs habe ich diese Übung ein wenig belächelt. Aber ich merkte, wenn ich nicht immer sofort reagierte und mein Umfeld mit all seinen Handlungen nicht in »gut« oder »schlecht«, »schlau« oder »dämlich«, »sympathisch« oder »unsympathisch« kategorisierte, dann wurde ich offener und toleranter. Ich hatte keinen Grund, andere klein zu machen, um mich besser zu fühlen. Und ich konnte mit diesem neuen Interesse überhaupt erst herausfinden, wie mein Gegenüber dazu kam, sich so oder so zu verhalten. Und mit dem Verstehen und der Empathie wuchs auch mein Verständnis.

> »Das Vergleichen ist das Ende des Glücks und der Anfang der Unzufriedenheit.«
>
> Søren Kierkegaard

Ich bin nicht Gandhi. Ich bin immer noch ein Mensch, der in Persönlichkeitstests wie zum Beispiel dem Myers-Briggs-Typenindikator mehr Punkte bei der Eigenschaft »bewertend« als auf dem gegenüberliegenden Pol »wahrnehmend« erreicht, aber ich kann, wenn ich mich konzentriere, inzwischen umschalten. Mein Sohn ist mir in der Wahrnehmung ohne Bewertung übrigens ein großes Vorbild. Immer wieder erinnert er mich bewusst oder unbewusst daran, dass ich nicht alles bewerten muss, vor allem nicht negativ. Geht eine Person langsam über die Straße und ich muss im Auto abbremsen, ärgere ich mich manchmal. Seine Reaktion? »Reg Dich nicht auf, vielleicht kann die Person nicht so schnell gehen. Oder sie ist in Gedanken.« Ich kann noch viel von ihm lernen.

Selbstwert-
gefühl
aufpolieren

Depressionen haben die unangenehme Eigenschaft, dass sie sich vom Selbstwert ernähren. Sie nagen und nagen, bis manchmal nichts mehr übrigbleibt. Und dann sind wir am verletzbarsten. Was in diesen Momenten oder Phasen sehr schwer sein kann, sind Kritik und Vergleiche. Selbst zarteste Kritik kann schon zu großen Verletzungen führen. Vergleiche bestehen wir in unseren Augen nicht, fühlen uns massiv exponiert. Dagegen ist es leicht, sich zurückzuziehen und wie ein Eremit zu leben. Aber das würde das Grundproblem nicht lösen, sondern nur noch die Einsamkeit obendrauf häufen – was dem Selbstwert mittel- bis langfristig noch weniger guttut. Was also ist die Lösung?

Nun, natürlich habe ich auch hierfür kein Rezept mit Geling-Garantie, aber prinzipiell hilft es mir, bei mir selbst zu blieben. Ich versuche, mich nicht mit anderen oder meinem früheren gesunden Ich zu messen – siehe voriges Kapitel. Ich messe mich an meinen Maßstäben, an gestern, an letzter Woche, an letztem Jahr. Ich schaue darauf, was mir gut gelingt, worauf ich stolz sein kann, wie weit ich schon gekommen bin. Ich schaue darauf, was ich wert bin, wenn ich nichts leiste.

Gleichzeitig suche und brauche ich Input und Vorbilder von außen. Social Media ist mir dabei eine Hilfe, allerdings nur, wenn ich kritisch meine Inhalte wähle. Wo Influencerinnen tagtäglich in Vollendung geschminkt, gestylt und getrimmt ihre schönsten Momente ins ideale Licht setzen, hat das herzlich wenig mit meiner Realität zu tun. Wenn mich die Perfektion überfordert, ist sie keine Inspiration mehr. Meine Vorbilder kommen demnach nicht aus der Beauty-, Fitness-, Reise- oder Perfekte-Mütter-Szene, sondern stehen eher für ihre Werte Wissen, Humor oder Menschlichkeit. Auch das ist ein Teil von Social Media: wir sehen viel mehr Menschen, die offen mit ihren Einschränkungen umgehen, zum Beispiel auch Menschen, die ihre Depressionen thematisieren und so neue Aspekte in mein Denken bringen.

Kritik aushalten und annehmen

Wo der Selbstwert angekratzt ist, ist die Verletzbarkeit groß. Selbst Kritik, die mit aller Diplomatie formuliert wird, trifft sofort ins Mark. Wie aber kann man sich wappnen? Nun, darauf gibt es eine taktische und eine strategische Antwort. Bei der taktischen gilt es, im Gespräch zu bestehen und durch gelungene Annahme der Kritik das Gefühl der Wucht beim Aufprall zu dämpfen. Die strategische Antwort zielt darauf ab, den Selbstwert zu stärken, hier geht es also darum, die Ursache der Verletzbarkeit zu beheben. Fangen wir mit der taktischen Antwort an.

ERSTE FRAGE: Ist die Kritik völlig unberechtigt? Ja – dann muss ich sie nicht annehmen und sie darf an mir abperlen wie an einer Teflonbeschichtung. Nein – siehe unten.

ZWEITE FRAGE: Würde ich den-/diejenige um Feedback bitten? Lautet die Antwort nein, muss ich die Kritik auch nicht annehmen. Lautet sie ja, siehe unten.

DRITTE FRAGE: Geht es um meine Leistung oder um meine Person? Kritik an meiner Person als Ganzes ist Ablehnung und daher ebenfalls nicht relevant – wer mich ablehnt als Mensch, sollte sich nicht um mich kümmern und umgekehrt. Geht es aber um eine konkrete Handlung, dann: siehe unten.

VIERTE FRAGE: War die Kritik wertschätzend und wohlwollend formuliert, hatte der Absender also die Absicht, mich wachsen zu lassen? Falls nein, wollte er mich nur klein machen und ich muss die Kritik nicht annehmen. Falls ja, siehe unten.

Das Paket ist sichtlich kleiner und praktikabler. Und vor allem ist es eines: darauf ausgerichtet, mich besser zu machen in einem ganz konkreten, auf eine Leistung bezogenen Aspekt. Diese Art Feedback ist ein Geschenk, also sage ich zunächst »Danke«. An die Kritik, die übrig bleibt, schließt sich die Frage an, welcher Teil der Kritik berechtigt ist und was ich beim nächsten Mal besser machen könnte. Wenn ich hierauf eine Antwort weiß, sage ich sie. Ansonsten signalisiere ich meinem Gegenüber, dass ich über mein Verhalten nachdenke und ihm eine Rückmeldung geben werde.

Das Wichtigste bei starker Verletzbarkeit ist es, einen differenzierten Blick zu bewahren. Wie mit einem Sieb müssen wir aussortieren. Nicht alle Kritik hat etwas mit uns zu tun. Manchmal sagt sie mehr über den Absender aus als über uns. Und wenn es mir gelingt, die Wertschätzung hinter einer wohlwollenden und wachstumsorientierten Kritik zu erkennen, fühlt sie sich nicht mehr wie eine harte Wucht an, sondern wie eine freundschaftliche Umarmung, eine Einladung zur Verbesserung.

Kommen wir zur strategischen Antwort. Hier geht es darum, das eigene Selbstwertgefühl zu stärken, um sich ein dickeres Fell gegen Kritik anzueignen.

- Wir konzentrieren uns auf unsere Stärken und positiven Eigenschaften. Überlegen, welche Fähigkeiten und Charakteristika uns bei früheren Herausforderungen geholfen haben. Wie viel wir schon erreicht haben.
- Wir rufen uns unsere Werte in Erinnerung. Genauso wie unser Netzwerk, auf das wir uns verlassen können.
- Wir fokussieren uns auf Erfolgserlebnisse, und seien sie noch so klein.
- Wir üben uns in Dankbarkeit.

Klingt so leicht wie ein Marathonlauf, oder? Einfach 42,2 Kilometer laufen, fertig. Und wie beim Marathonlauf gelingt das nicht aus dem Stand, sondern erfordert viel Training.

Konflikte auflösen

Wenn es hart auf hart kommt, dann ist der Konflikt da. Beide Seiten kochen vor Wut. Jede Aussage, jeder Blick ist gefühlt ein Angriff. Da ist es schwer, wieder auf eine angenehme Ebene zu kommen.

> — Was also tun im Konflikt? Zunächst einmal: Sage nichts, wenn Du wütend bist.

Zuerst muss die Wut runterkochen, denn ansonsten feuert unsere gefühlsgeladene Amygdala, die emotionale Alarmanlage im Gehirn, bevor der Hirnstamm feuert, der für den Kampf- oder Fluchtreflex zuständig ist. Der präfrontale Kortex dagegen, der für das rationale Denken zuständig ist, liegt lahm. Und dann ist es ähnlich wie mit der Kritik – wir müssen aussortieren, was uns nur trifft und was uns betrifft. Für diese Pause, also das Runterkochen und die ruhige Überlegung, lohnt es sich in der Regel, das Gespräch zu unterbrechen. »Ich möchte das Gespräch gern weiterführen, aber zuerst muss ich mich sammeln.« »Ich gehe kurz eine Runde spazieren, ich würde mich freuen, wenn wir danach das Gespräch in aller Ruhe fortsetzen würden. Ist das für Dich okay?« Gerade als depressiv erkrankter Patient sind solche Auszeiten und Sortierungsphasen besonders wichtig.

In unserer Pause gilt es, die Nerven zu beruhigen, um klarer sehen zu können, was unser Anteil und was der Anteil unseres Gegenübers am Konflikt war. Wofür wir um Entschuldigung bitten wollen. Und welches Verhalten wir an uns verändern wollen bzw. beim anderen verändert wissen wollen.

Treffen wir dann wieder zusammen, hilft die »Gewaltfreie Kommunikation« nach Rosenberg. Sie geht in vier Schritten vor:

1. Beobachtung schildern: »Mir ist aufgefallen, …«
2. Gefühl beschreiben: »Das hat mich verärgert/ traurig gemacht/ …«
3. Bedürfnis formulieren: »Ich hätte in dem Moment … gebraucht.«
4. Wunsch äußern: »Deshalb wünsche ich mir von dir …«

Dabei ist es wichtig, in Ich-Botschaften, Wahrnehmungen, Bedürfnissen und Wünschen zu formulieren, nicht zu verallgemeinern, sondern eine konkrete Situation anzusprechen, Kritik stets nur am Verhalten und nicht an der Person zu üben und außerdem zukunftsorientiert zu beschreiben, sodass die Möglichkeit auf Besserung besteht. Anstelle des Satzes »Du bist immer gemein zu mir!« also eher: »Ich hatte den Eindruck, dass Du in dem Moment vorschnell etwas gesagt hast, das mich verletzen sollte. Ist das auch deine Wahrnehmung?«

Diese Art der Kommunikation braucht viel Übung und beidseitiges Wollen. Denn es ist so leicht, Rolltreppensätze einzubauen (Sätze, die den Konflikt im Nu auf eine höhere Ebene tragen), alte Konfliktthemen wieder aufzuwärmen, Vorwürfe zu machen, die Schuld von sich zu weisen etc. Wenn wir wütend sind, ist unser Alarmsystem aktiviert und wir versuchen einfach nur, durch Angriff zu überleben. Aber natürlich führt das in der Regel nur zu einer Verschärfung des Konflikts. Gelingt es uns, mit unserem Gegenüber eine Ebene zu finden, auf der beide eine Klärung wünschen, statt einfach nur Recht haben zu wollen, ist das ein erster Schritt. Wer dann die Regeln der gewaltfreien Kommunikation wieder und wieder übt, wird die Kraft von Konflikten zu schätzen wissen. Denn eine gute Auseinandersetzung führt dazu, dass wir gemeinsam lernen, uns weiterentwickeln und miteinander wachsen.

SEX

Den körpereigenen Drogencocktail nutzen

Bei depressiv erkrankten Personen ist der Gehirnstoffwechsel aus den Fugen, so werden zum Beispiel zu wenig Serotonin und/oder Noradrenalin ausgeschüttet bzw. von den Rezeptoren im Gehirn aufgenommen. Dadurch ist die Stimmung gedämpft, der Antrieb auch. Dopamin, das Belohnungshormon, kickt nicht so recht und das Glückshormon Endorphin kommt auch kaum in Fahrt. Aber unser Körper kennt da etwas, was bei alledem zumindest kurzfristig eine Hilfe sein kann, nämlich Sex. Beim Sex werden Noradrenalin und Adrenalin ausgeschüttet, wir fühlen uns stark und sind voller Energie. Testosteron und Östrogen fördern unsere Lust. Beim Orgasmus kommt Dopamin hinzu und berauscht uns mit einem Glücksfeuerwerk. Während und nach dem Orgasmus wird das Bindungshormon Oxytocin ausgeschüttet, das sogenannte Kuschelhormon. Es bewirkt ein Verbundenheitsgefühl mit anderen – ein Mittel gegen das depressive Gefühl der Einsamkeit. Nach dem Sex beruhigt Prolaktin Körper und Geist auf angenehme Weise, zusammen mit Serotonin macht es uns vollkommen zufrieden.

— Wer will da nicht an die körpereigene Cocktailbar und einen Sex on the Beach bestellen?

Jetzt gibt es allerdings einen sogenannten Orgasm Gap, d. h. dass Frauen, bzw. Vulvaträgerinnen, die mit Männern, bzw. Penisträgern, Sex haben, nur in 65 % einen Orgasmus erreichen, während die Penisträger in gleicher Konstellation in 95 % zu einem Orgasmus kommen.[38] Zum Glück hat die Studie auch dazu Lösungen aufgezeigt: Und zwar fanden die Forscher 2018 heraus, dass die Orgasmuslücke dann kleiner wurde, also eine Frau/Vulvaträgerin häufiger einen Orgasmus in Paarkonstellationen mit einem Mann/Penisträger erlangte, wenn sie Oralsex erhielten, länger Sex hatten, zufriedener mit ihrer Beziehung waren, ihre Wünsche im Bett äußerten, ihren Partner für etwas komplimentierten, das er im Bett tat, ihn anriefen oder ihm schrieben und eine sexuelle Handlung erwähnten, sexy Lingerie trugen, neue Sexpositionen ausprobierten, anal stimuliert wurden, Fantasien auslebten, Sextalk ausübten, Liebe aussprachen während des Sex. Frauen bekamen generell eher einen Orgasmus, wenn ihre letzte Begegnung Zungenküsse, manuelle genitale Stimulation und/oder Oralsex zusätzlich zum vaginalen Penetrationssex beinhaltete. Es gibt also auf beiden Seiten eine Menge Möglichkeiten, auch in Paarkonstellationen zwischen Mann/Penisträger und Frau/Vulvaträgerin die Frau zum Orgasmus zu bringen. Frauen, die mit Frauen Sex haben, kommen übrigens zu etwa 90 %.[39]

Partner-, aber auch Solosex

Was, wenn kein Partner oder keine Partnerin zur Verfügung steht? Kein Problem, denn Sex ist natürlich nicht nur dann förderlich, wenn wir ihn mit einer anderen Person haben, sondern auch Solosex bringt jede Menge positive Gefühle und Vorteile. Bei Frauen hat Masturbation sogar noch den Vorteil der höheren Chance auf einen Orgasmus und somit Dopamin-, Prolaktin- und Serotoninausschüttung. Stichwort Orgasmuslücke, diese entfällt bei der Masturbation nahezu: Frauen, die sich selbst befriedigen, kommen zu 90 % zu einem Orgasmus.[40]

Sex fördert körperliche Gesundheit

Sexuelle Aktivität – ob solo oder mit jemand anderem – hat mehrere gesundheitsfördernde Effekte. Neben der Entspannung erwähnt die AOK eine Stärkung des Immunsystems durch die Aktivierung der Abwehrzellen, eine Stärkung des Herz-Kreislauf-Systems durch die geförderte Durchblutung (aber Achtung: die Krankenkasse warnt zugleich vor einem erhöhten Risiko für Herz-Kreislauf-Erkrankungen bei älteren sexuell aktiven Männern), Schmerzlinderung durch Endorphine und Senkung des Blutdrucks.

Zudem können verschiedene Beschwerden gemildert und das Risiko für bestimmte Erkrankungen verringert werden, darunter Schlafstörungen, Stress durch die Verminderung der Stresshormone Cortisol und Adrenalin, Prostatakrebs bei Männern u. v. m.[41]

Sex fördert Entspannung

Starke Anspannungszustände sind auch bei Depressionen mögliche Symptome. Was helfen kann, ist Sex: Werden bei sexueller Erregung zunächst durch Adrenalin und Noradrenalin die Durchblutung angeregt, der Herzschlag erhöht und die Atmung intensiviert, sorgt Prolaktin nach dem Höhepunkt für Entspannung und zusammen mit Serotonin für Zufriedenheit. Bevor man also zu Beruhigungsmedikation greift, kann man vielleicht auch erst einmal Sex bzw. Masturbation ausprobieren. Einen Versuch ist es wert. Sogar der Borderline-Buchklassiker »Ich hasse Dich, verlass mich nicht«[42] rät Borderline-Betroffenen unter anderem explizit zu Masturbation bei starken Anspannungszuständen. Aber selbstverständlich hat die entspannende Wirkung von Orgasmen auch für Nicht-Borderlinerinnen heilsame Effekte.

Körperwahrnehmung und Selbstbewusstsein

Stress trägt dazu bei, dass wir verstärkt die Außenwelt wahrnehmen, um eventuelle Bedrohungen bestmöglich abwenden zu können. Das bedeutet aber auch, dass der gestresste Mensch weniger Wahrnehmung für den eigenen Körper und körperliche Bedürfnisse hat. Für die Evolution war das sinnvoll: Wer gegen einen Wolf kämpfte, wurde nicht durch Hunger oder andere eigene Bedürfnisse abgelenkt. Im normalen Leben und in einer Depression aber ist ein erhöhtes Stresslevel dann hinderlich, wenn wir Grundbedürfnisse nicht mehr bewusst wahrnehmen können. Was dem einen der Frustfraß ist, ist dem nächsten die vergessene Mahlzeit – ein Gefühl von Hunger und satt aber ist, wenn überhaupt, nur diffus wahrnehmbar. Und überhaupt: Wo kommen eigentlich diese Verspannungen her?

Dadurch, dass wir beim Sex unseren Körper in voller Aktivität und Entspannung erleben, steigt unsere Körperwahrnehmung. Durchblutung, Muskeln, Beweglichkeit, Hautgefühl, Sinneseindrücke – all das kommt beim Sex zum Tragen. Beim Sport ist das ähnlich, doch beim Sex ist, wenn er positiv wahrgenommen wird, dies gepaart mit einer Flut angenehmer Gefühle, ausgelöst durch Serotonin, Oxytocin und Endorphine. So wird unser Körperbewusstsein gleich doppelt auf positive Art aktiviert.

Und das führt auch zum zweiten Punkt: Sexuelle Aktivität steigert das Selbstbewusstsein. Wer körperbewusster lebt, fühlt sich selbst meist gestärkt. Der positive Hormoncocktail trägt außerdem zu Gefühlen von Verbundenheit und Glück bei. Wenn dann noch ein Partner oder eine Partnerin beim Sex dabei ist, erleben wir das häufig als Bestätigung von außen – ein Heimspiel für unser Belohnungshormon Dopamin.

Libido häufig gedämpft bei Depressiven

Das klingt alles enorm vorteilhaft. Aber, die Sache hat auch einen Haken, denn depressiv erkrankte Menschen leiden häufig unter einer verminderten Libido. Wo nichts mehr Freude macht, kann auch der Gedanke an Sex manchmal keine hoffnungsvollen Erwartungen wecken. Und wie Sex im Positiven das Selbstbewusstsein stärken kann, so kann »kein Sex« oder »kein sexuelles Verlangen« unser Selbstbewusstsein auch enorm senken. Keine Frau möchte als frigide gelten, kein Mann als sexuell desinteressiert oder gar als Schlappschwanz. Das kratzt am eigenen Selbstbild und vielleicht auch an der Partnerschaft. Was also tun? Die Lage mit dem eigenen Arzt oder der Ärztin besprechen. Denn es sollte natürlich abgeklärt werden, ob eine Depression oder eine andere Ursache dahintersteckt. Es ist sinnvoll, mögliche Behandlungsoptionen durchzusprechen. Doch da lauert vielleicht das nächste Problem …

Libido und Antidepressiva

Liest man die Packungsbeilage von antidepressiv wirkenden Medikamenten oder anderen Psychopharmaka durch, sticht für viele Menschen eines ins Auge: »kann das sexuelle Verlangen oder die Sexualfunktion beeinträchtigen.« Uff. Und da dachten wir noch, wenn die Depression behandelt wird, kommt auch automatisch die Lust oder die Erektionsfähigkeit zurück. Nein, so einfach ist es leider nicht immer. Sollten Sie unter den oben genannten Nebenwirkungen leiden, sprechen Sie mit Ihrem Arzt. So lässt sich abwägen, wie schwer die Nebenwirkungen im Vergleich zur erwünschten Wirkung wiegen. Und gegebenenfalls lässt sich auch ein alternatives Medikament einsetzen, das die Libido und/oder Erektionsfähigkeit weniger oder gar nicht einschränkt.

AKTI
VI
TÄTEN

Mit Häkeln Krankheiten heilen?

Es klingt skurril, zugegeben. Aber Häkeln kann tatsächlich therapeutisch heilsam sein in einer Depression. Zumindest, wenn es nach dem Zweck der Ergotherapie geht. Teil der Standardkrankenhausbehandlung bei Depressionen beinhaltet mehrmals wöchentlich eine Einheit Ergotherapie, in der die Betroffenen sich kreative Tätigkeiten aussuchen und sie umsetzen: malen mit Wasser- oder Acrylfarbe, Holz- oder Filzarbeiten, Scherenschnitt o.Ä. Jeder Therapieraum hat eine andere Ausstattung, jeder Therapeut eigene Spezialitäten, die er oder sie anleiten kann. Und ja, man kann auch stricken oder häkeln.

Als ich das erste Mal in einen solchen Raum kam, fühlte ich mich an den Kunstunterricht in der Schule erinnert. Aber den Sinn sah ich anfangs nicht. »Möchten Sie vielleicht einen Korb flechten?«, fragte die Ergotherapeutin. Ich war erschöpft und auch genervt. Ich war doch nicht in einem Krankenhaus, getrennt von meinem Sohn, um einen Brotkorb zu flechten! Es dauerte eine Weile, bis ich mich drauf einlassen konnte. Ich wählte etwas, das ich schon kannte: Wasserfarben. Meine Hand zitterte vom Antidepressivum, mein Körper war noch nicht daran gewöhnt. Ich malte Kästchen bunt aus. Eine so simple Tätigkeit und doch tat sie mir gut. Vielleicht gerade, weil sie so einfach war. Meine Hände waren beschäftigt, mein Kopf war … leer. Die Negativgedanken waren endlich ruhig, es herrschte für den Zeitraum der kreativen Arbeit Ruhe in meinem Kopf, was für eine Wohltat. Das klappte nicht jeden Tag, aber nach meiner anfänglichen Skepsis dann doch immer häufiger. Meine Formate wurden größer, ich wechselte zu Acryl und Leinwand, arbeitete darauf auch mit Gips. Ich nähte Filzetuis und bastelte allerlei Nützliches. Gehäkelt habe ich nie, aber ich fand es recht hübsch, dass Patienten auf dem gesamten Klinikgelände Poller, Steine und Pfähle eingestrickt hatten. Ein kleiner kreativer Farbtupfer inmitten des Klinikalltags. Und als ich in meiner zweiten und dritten Klinik ankam, wusste ich gleich: die Ergotherapiestunden würden mir guttun und Spaß machen. Und das hätte ich am Anfang, als es noch um die Frage des Korbflechtens ging, wirklich nicht gedacht.

Liste der 1000 angenehmen Aktivitäten

In einer meiner stationären Therapien bekamen wir eines Tages eine Liste mit schönen Aktivitäten an die Hand. Erst dachte ich: »Was für ein Quatsch!« Aber je mehr ich gesundete, desto mehr hatte ich wieder Platz für Neues in meinem Möglichkeitsraum. Ich dachte mehrmals täglich intensiv darüber nach: »Was würde mir jetzt guttun?« Und wenn ich die Liste der angenehmen Aktivitäten hinzunahm, fand ich immer wieder neue Anregungen. Mal war es ein Spaziergang, mal war es eine kreativ-handwerkliche Arbeit. Ich differenzierte immer mehr, was mir sehr gut, gut oder auch nicht guttat, welcher Aktivität ich neutral gegenüberstand und welche frühere Passion ich mir demnächst einmal wieder vornehmen wollte. Ich modifizierte und modernisierte die Liste, denn einige Aktivitäten schienen aus den Heimcomputer-Zeiten der 1980er Jahre entsprungen zu sein. Und ich baute sie in meine Trainings und Coachings ein, wenn es um Stressmanagement, Selbstfürsorge und Aufbau nach starken Stressbelastungen ging. Da die Liste nicht nur für mich, sondern auch für meine Klientinnen funktionierte, baue ich sie hier in voller Länge ein. Zugegeben, es sind keine 1000 Aktivitäten, aber eine ganze Menge. Ergänzen Sie sie gern um Aktivitäten, die für Sie interessant sind.

Angenehme Aktivitäten

Aktivität	Tut mir … sehr gut ++	gut +	neutral 0	nicht gut –	Möchte ich … wieder machen ×
Ins Grüne fahren					
Etwas basteln					
Fotografieren oder filmen					
Kuscheln					
Jemandem ein Geschenk machen					
Für einen guten Zweck spenden					
Eine neue Bekanntschaft machen					
Sich über Sport unterhalten					
Zu einem Konzert gehen					
Federball, Squash, Tischtennis oder Tennis spielen					
Ausflüge oder einen Urlaub planen					
Für sich selbst etwas kaufen					
An den Strand fahren					
Sich künstlerisch betätigen (malen, zeichnen, Filme drehen …)					
Klettern					
Die Bibel, den Koran oder andere religiöse Schriften lesen					
Golf oder Minigolf spielen					
Zimmer auf- oder umräumen					
Nackt herumlaufen					
Zu einer Sportveranstaltung gehen					

Aktivität	Tut mir ...				Möchte ich ...
	sehr gut	gut	neu-tral	nicht gut	wieder machen
	++	+	O	–	×
Ein Buch lesen					
In ein Lokal gehen					
Einen Vortrag anhören					
Autofahren					
Ein Lied oder Musikstück texten oder komponieren					
Wassersport machen (zum Beispiel Kajak fahren)					
Anderen eine Freude bereiten					
Fernsehen, Filme oder Serien schauen					
Zelten					
Sich politisch betätigen					
An technischen Dingen arbeiten (Auto, Rad, Hausgeräte ...)					
Karten spielen					
Kreuzworträtsel oder Puzzle lösen					
Zeitschriften oder Zeitung lesen					
Lachen					
An einer Feier teilnehmen					
Eine Feier ausrichten					
Bowlen oder kegeln gehen					
Tiere beobachten					
Eine gute Idee haben					
Im Garten arbeiten					
Ein Fachbuch lesen					
Neue Kleidung tragen					

Aktivität	Tut mir …				Möchte ich …
	sehr gut	gut	neu-tral	nicht gut	wieder machen
	++	+	0	–	×
In der Sonne sitzen					
Eigene/n Social Media Account/s pflegen					
YouTube, TikTok o. Ä. schauen					
Messenger-Nachricht schreiben					
Telefonieren/Videotelefonieren					
Tanzen					
In der Sonne sitzen					
Einen Vergnügungspark oder eine Kirmes besuchen					
Radio hören					
Freunde einladen					
Massieren oder massiert werden					
An einem sportlichen Wettkampf teilnehmen					
Musik hören					
Naturgeräuschen lauschen					
Freunde oder Bekannte besuchen					
Himmel, Wolken, Sturm beobachten					
Picknicken oder grillen					
Ballsportart ausüben (Fußball, Basketball, Volleyball, Handball …)					
Sich im Freien aufhalten					
In einen Wald gehen					
Im Meer baden					

Aktivität	**Tut mir …**				**Möchte ich …**
	sehr gut	**gut**	**neu-tral**	**nicht gut**	**wieder machen**
	++	+	O	–	×
Dinge aus der Natur sammeln					
Jemandem helfen					
Ein Bad nehmen					
Zum Frisör gehen					
Holz- oder Schreinerarbeiten ausführen					
Mit Freunden oder Bekannten gemeinsam essen					
Sich mit Tieren beschäftigen					
Mit einem Flugzeug fliegen					
Jemanden umarmen					
In einem Chor singen					
Über sich selbst nachdenken					
Eine angeregte Unterhaltung führen					
Feiern gehen					
Eine Fremdsprache sprechen					
Ein Musikinstrument spielen					
Ein Nickerchen machen					
In den Zirkus oder Zoo gehen					
Kochen oder backen					
Billard spielen					
Mit der eigenen Familie Zeit verbringen					
Ein Brettspiel spielen					
Witze/Comedy anhören oder lesen					
Eine Wette abschließen					

Aktivität	Tut mir ...				Möchte ich ...
	sehr gut	gut	neutral	nicht gut	wieder machen
	++	+	0	–	×
Gut essen					
Einen Stadtbummel machen					
Eine Kampf- oder Schießsportart ausüben					
In einer Band spielen					
Podcasts, Hörbücher oder -spiele hören					
Ausschlafen					
Ein Museum oder eine Ausstellung besuchen					
Tagebuch schreiben					
Chillen					
Angeln oder jagen gehen					
In ein Fitnesscenter gehen					
In die Sauna gehen					
Jemandem Komplimente machen, jemanden loben					
Reiten					
Tagträumen					
Ins Kino gehen					
Küssen					
Allein sein					
Durch Weinen Erleichterung finden					
In eine Bibliothek/Mediathek gehen					
Vögel beobachten					
Leute beobachten					
Ein Feuer anzünden und beobachten					

Aktivität	**Tut mir …**				**Möchte ich …**
	sehr gut	**gut**	**neutral**	**nicht gut**	**wieder machen**
	++	+	0	–	×
Gegenstände reparieren					
Radfahren					
Joggen					
Schwimmen					
Handarbeiten ausführen					
Über Sex sprechen					
Sich um Zimmerpflanzen kümmern					
Zeit mit dem/der eigenen Partner/in oder Freunden verbringen					
Einen Spaziergang machen					
Nähen					
Meditation, Atemübungen oder Yoga betreiben					
Abends lange aufbleiben					
Jemand verteidigen / in Schutz nehmen					
Sich ehrenamtlich engagieren					
Mit Haustieren spielen					
Reisen					
Parfum benutzen					
Morgens früh aufstehen					
Ruhe finden					
Beten					
Experimente durchführen					

Lesen, Podcasts, Hörbücher

Es gibt Psychiatriepatientinnen, die während ihrer gesamten depressiven Episode sehr gut lesen oder gesprochene Texte in Form von Hörbüchern, -spielen oder Podcasts hören können, weil es sie von ihren eigenen Grübelgedanken ablenkt. Und es gibt solche, bei denen symptombedingt die Konzentration dafür nicht in jeder Phase der Episode ausreicht, selbst wenn sie Freude an Texten hätten.

Lesen war immer schon meins. Als Kind habe ich mir ganze fiktionale Welten in meinem Kopf erschaffen, wenn ich Enit Blyton oder andere Autorinnen las. Später habe ich mir autodidaktisch Wissen erarbeitet, für das andere eine ganze Ausbildung absolviert hatten. Bücher waren mein Tor zum Unbekannten, sie stillten meine Neugier und regten meine Fantasie an. Ich brauchte immer Lesefutter, wünschte mir Bücher und lieh bergeweise Literatur in sämtlichen Kirchen-, Kommunal-, Schul- und Unibibliotheken in meiner Umgebung aus. Mit der Depression schwand aber meine Konzentration und ich konnte lange Zeit kein Buch mehr genießen. In der ersten Klinik wollte ich ein Fachbuch zur Schematherapie lesen, doch die Zeilen und Buchstaben rutschten vor meinen Augen immer davon. Ich nahm ein Lineal und las Wort für Wort, Zeile für Zeile. Es war enorm mühsam. Fiktionale Literatur zu lesen hatte gar keinen Zweck zu der Zeit. Ich erinnerte mich nicht, was ich am Vortag gelesen hatte. Auf jeder Seite musste ich dutzende Male neu ansetzen und gab schließlich frustriert auf.

Ich schwenkte um auf Hörbücher, später auch auf Podcasts, das war neu für mich. Ich konnte mit dem Knopf im Ohr spazieren gehen, oder mich auch von meiner Stationsumgebung abkapseln. Mein Erinnerungsvermögen war in der ersten Zeit der Depression sehr schlecht. Ich konnte Geschichten nicht folgen, vergaß Zusammenhänge oder ganze Charaktere. Das war mir aber gar nicht so wichtig, denn ich wollte alleine eine beruhigende Stimme im Ohr haben, die lauter war als meine gruseligen Gedanken. Es funktionierte. Zwar kann ich die Hörbücher heute noch einmal hören, ohne Erinnerungen an die Handlung – ich habe also damals wirklich nicht viel mitbekommen – aber für den Moment war es ein beruhigendes Element in meinem Kopf.

Heute ist es phasenabhängig, ob ich lesen kann oder nicht. Je schlechter meine Verfassung, desto schwerer fällt mir die Konzentration und desto müder bin ich. Dann trage ich meine Bücher nur in der Wohnung mit mir herum – vom Bett zur Couch und abends wieder zurück, komme aber nicht zum Lesen. Das sind dann »Schleppbücher«. Wenn es wieder einmal so weit ist, schwenke ich um zu Hörbüchern und Podcasts. Die helfen mir an schlechten Tagen, meine negativen Gedanken zu übertönen und richten meine Aufmerksamkeit sanft auf neutrale Themen.

Podcasts höre ich übrigens auch, wenn es mir gut geht, denn ich erschließe mir durch sie viel Wissen, zum Beispiel zu psychologischen Themen, zu Medizin, Zeitgeschehen oder juristischen Hintergründen. Im Anhang habe ich einige meiner liebsten Psychologie- und Psychiatriepodcasts verzeichnet , vielleicht ist ja auch etwas für Sie dabei.

Fernsehen, Filme und Serien schauen

Wenn weder Bücher lesen noch Hörbücher hören klappen will, weil ich zu müde oder zu unkonzentriert bin oder meine Stimmung im tiefsten Keller ist, dann hilft nur noch eins: fernsehen bzw. bei mir bedeutet das: Filme oder Serien on demand schauen. Die Auswahl an Anbietern ist inzwischen sehr groß: Amazon Video, Netflix, Disney Plus, DAZN, Sky etc. Filme und Serien lenken mein Sehen, mein Hören und meine Gedanken ab von meinen inneren Dämonen. An diesen ganz schlechten Tagen erlaube ich mir, auch viel fernzusehen. Es hat etwas Tröstliches, dass ich nicht alleine bin, dass ich eine solche Ausnahme machen darf, wo fernsehen als Kind doch stark reglementiert war, und es fühlt sich ein bisschen an wie der Kokon einer besseren Welt als die, die in meinem Kopf wieder Überhand gewinnt, sobald der Bildschirm aus ist. Und gerade bei Streaming-Serien kann man so wundervoll eintauchen und sich ablenken.

Filme und Serien sind auch meine Belohnung, wenn ich emotional schwere Zeiten durchmache, wenn ich mich stark erholen muss, wenn ich einen Infusionstag habe. Sie helfen mir immer wieder dabei, innerlich nicht durchzudrehen und auch wieder auf die Beine zu kommen. Wenn es soweit ist und ich fitter werde, schwindet die Lust auf den Bildschirm merklich, dann drängt es mich wieder zu eigenen Erlebnissen und auch das tut dann sehr gut.

Musik hören

Viele Menschen hören Musik, um ihre Stimmung positiv zu beeinflussen: hören Morgenradio für gute Laune, Popmusik zum Aufputschen beim Sport und ruhige Musik für ein romantisches Dinner. So kann auch in der Depression Musik ein Trost, Ventil oder positiver Stimmungsbeeinflusser sein, der Gedanken und Gefühle in andere Richtungen lenkt oder vielleicht auch den Körper in Bewegung bringt. In Kliniken wird teils auch Musik- oder Tanztherapie angeboten, wo Patientinnen mithilfe von Instrumenten ihre Gefühle ausdrücken oder sich zu Musik bewegen und tanzen.

Als Hochsensible und Introvertierte habe ich immer schon eher ruhige Musik gehört, denn wenn es zu laut, schrill oder aggressiv wurde, wie bei Heavy Metal, tat mir Musik nicht mehr gut. Zu eingängige Musik fand ich langweilig, etwa Pop oder Schlager. Dann lieber Heather Nova, Sarah McLachlan oder andere Singer-Songwriter. Doch plötzlich tat mir auch meine ruhige Musik nicht mehr gut. Statt mich zu beruhigen, deprimierte sie mich nur noch mehr. Es war furchtbar, all meine Lieblingsinterpreten waren auf einmal schrecklich anzuhören. Aber ich habe noch heute Probleme, die für meine Stimmung richtige Musik zu finden. Wenn es mir schlecht geht, ist »keine Musik« immer noch das Beste, alles andere ist nicht hilfreich. Leider. Aber so ist nicht jede Anregung für jeden geeignet, das gilt auch für mich.

Kunst schaffen

Laut Wikipedia ist »Flow« (engl. für »fließen, rinnen, strömen«) ein Begriff aus der Psychologie, der »das als beglückend erlebte Gefühl eines mentalen Zustands völliger Vertiefung (Konzentration) und restlosen Aufgehens in einer Tätigkeit (Absorption), die wie von selbst vor sich geht« – auf Deutsch etwa Schaffens- bzw. Tätigkeitsrausch oder auch Funktionslust.[43] Das, was Chirurgen oder Extremsportler häufig erleben, kommt auch bei Psychiatriepatienten auf: hier haben zum Beispiel Ergo- und Kunsttherapie das Ziel, Gefühle durch etwas selbst Geschaffenes, Kreatives auszudrücken, zu reflektieren und bestenfalls einen Flow-Zustand hervorzurufen, in dem das Tun im Vordergrund steht und die depressionstypischen Grübelgedanken in den Hintergrund treten. Doch nicht nur in diesen beiden Therapieformen, auch bei einem einfachen Spaziergang kann ein Flow-Zustand erreicht werden.

Was mir in der Klinik im Rahmen der Ergotherapie geholfen hatte, führte ich weiter. Ich malte. Ich besorgte Leinwände und Acrylfarbe und füllte Leinwand um Leinwand. Ich schloss mich einer ambulanten Kunsttherapiegruppe an und malte auch dort. Die Gruppe veranstaltete eine Ausstellung in einer nahe gelegenen Kirchengemeinde und ausgerechnet mein Bild verkaufte sich, dazu als erstes, noch vor Eröffnung. Ich war total baff. Ich freute mich natürlich, dass mein Bild jemand anderem gefiel, aber deshalb malte ich ja nicht. Ich male, um in diesen Flow-Zustand zu kommen, in dem es eben keine Bewertung in meinem Kopf gibt, in dem es keine Angst vor einem falschen Pinselstrich oder einer leeren Leinwand gibt. Das einfache Tun war das Ziel. Je mehr ich malte und je mehr Menschen meine Bilder sahen, desto mehr ermutigte man mich, auch Ausstellungen zu machen. So stellte ich in Sammel- und Einzelausstellungen aus, mal in einer Kirche, mal in einem Café. Ich fand ein kostenfreies Atelier, das eine Glasfront hatte und zugleich als Galerie diente. Im Laufe der Zeit merkte ich, dass ich lieber gegenüber, in meiner Wohnung, geschützt vor den Blicken der Welt, malte. Aber meine Bilder präsentierte ich weiter im Atelier und ich fand es immer schön, wenn Menschen mich ansprachen und sagten, dass sie sich freuten, Kunst in ihrer Nachbarschaft zu haben.

Doch mein Malen veränderte sich. Mit den 100–200 Bildern, die ich gemalt hatte und mit je einer Ausstellung pro Jahr, war mein eigener Leistungsanspruch gewachsen. Plötzlich fing ich Bilder nicht an, weil ich Sorge hatte, sie »nicht gut genug hinzukriegen.« Was für eine bewertende Einschränkung noch vor Beginn! Oft konnte ich diesen eigenen Anspruch abschütteln, aber es passierte immer wieder, dass Monate vergingen, bis ich wieder malte. Vielleicht hat alles seine Zeit, dachte ich. Ich versuchte, mir keinen Druck zu machen, sondern einfach immer dann, wenn mir danach war, an die Leinwand zurückzukehren. Heute finde ich meine meditativen Momente oft eher im Schreiben. Auch dabei gerate ich in einen Flow-Zustand, in dem ich die Welt um mich herum vergesse, in dem die Zeit rasend schnell vergeht, in dem ich leicht vergesse, zu trinken und zu essen. Es ist ein sehr schönes Gefühl und ich bin sehr gespannt, womit ich noch diesen fließenden, leichten Zustand erreichen werde in meinem Leben. Ideen habe ich genug, nur meinen Anspruch muss ich wie so oft an die Leine legen, sonst entsteht nicht dieser heilsame Flow. Die Frage ist: Welche Flow-Aktivität haben Sie schon für sich entdeckt? Vielleicht hilft Ihnen ein Blick auf die 1000 Aktivitäten (S. 151)?

Natur erleben

Naturverbundenheit hat etwas sehr Beruhigendes, auch für Depressionspatienten: durch einen Wald zu laufen, die Vögel zu hören und das Blätterrauschen. Man nimmt teil an den Jahreszeiten, bemerkt im Laufe der Wochen und Monate Entwicklungen in den Farbtönen, am Fruchtbestand, an den Laubkronen und Spuren im Boden. »Waldbaden« nennen es manche und tatsächlich hat es etwas von einem Eintauchen. Im Wald das Smartphone auszuschalten, ist ein weiterer Bonus: Der Alltag bleibt eine Weile stehen, Weltnachrichten und Social Media Feeds werden absolut uninteressant, wenn man die frische Luft in seinen Lungen spürt, die Sonne und den Regen auf der Haut. Wenn die eigenen Gedanken zu negativ werden, hilft es, sich achtsam auf die eigene Wahrnehmung zu konzentrieren: Was sehe ich, was rieche ich, was höre ich? Und schon ist man wieder im Moment, vielleicht sogar voller Ergriffenheit, die Natur hat einen wieder.

Oft genieße ich solche Ausflüge in die Natur, aber nicht immer funktionieren sie für mich, nämlich dann nicht, wenn die Welt mich zu sehr verängstigt. Dann wirkt der Wald bedrohlich und das Feld verloren in seiner Weite. Was dann hilft, sind Naturdokumentationen, egal ob in der Arte-Mediathek oder bei einem Streamingdienst: Der Einblick in die Natur fasziniert und zeigt auf wertvolle Weise die Größenverhältnisse der Naturgewalten gegenüber den eigenen Ängsten auf, die Schönheit gegenüber der verzerrt düsteren Wahrnehmung.

Meditieren

Meditation hilft, den Parasympathikus zu aktvieren, der für den Ruhemodus zuständig ist. Kritische Gedanken werden verdrängt und das Denken wird in achtsame Bahnen geleitet. Wenn man die Kunst beherrscht. Und wenn es klappt. Auf mich und meine Versuche trifft beides leider nicht zu. Zum Meditieren im klassischen Sinne fehlt mir offenbar etwas. Vielleicht die innere Ruhe, die Konzentration oder die Achtsamkeit. Jedenfalls fällt es mir bei Entspannungsmethoden, die stärker auf den Körper abzielen, wie zum Beispiel der Progressiven Muskelentspannung oder dem Body Scan, leichter, in einen gedanklichen Entspannungszustand zu kommen als bei reinen Meditationsübungen, bei denen ich zum Beispiel an Nichts denken soll. Ich habe mich aber sehr viel mit Menschen ausgetauscht, die von meditativen Methoden profitieren und viele von ihnen empfehlen App-begleitete Meditationen, die zum Beispiel von Krankenkassen oder privaten Anbietern angeboten werden. Probieren Sie einfach aus, was für Sie passt.

Vom Glück des Kochens

Gemeinsam oder für andere kochen hat viele gute Elemente: Bei der Zubereitung kommen die eigenen Sinne stark zum Einsatz – sehen, riechen, schmecken – das Endergebnis verleiht ein produktives Gefühl, am Tisch herrscht Verbundenheit mit anderen; ablenkende oder entlastende Gespräche erleichtern den Kopf und die Seele, der Genuss aktiviert das Belohnungssystem und eine gesunde Mahlzeit ist ein Geschenk an den eigenen Körper, der die Nährstoffe braucht. Und ein gutes Mahl ist ein deutliches Signal an den eigenen Selbstwert: Ich schätze mich selbst. In manchen Kliniken werden Koch- oder Genussgruppen angeboten oder es wird den Patientinnen freigestellt, ob sie einmal etwas für die Station kochen oder backen möchten.

Mit meinem Partner zelebriere ich das gemeinsame Essen sehr häufig. Kerzen und Blumen auf dem Tisch, bewusstes, langsames Essen, lange Gespräche am Esstisch und immer ein Dankeschön an den Koch. Wenn Freunde dazukommen, geht es zum einen ums Genießen, aber auch um die Geselligkeit. Beides zusammen ist eine sehr gute Kombination. Und wenn jemand gerne einkaufen geht, kann schon die Auswahl der Zutaten eine große Freude bedeuten. Der Geruch von frischen Strauchtomaten, die Auswahl an der Käsetheke, der Duft von frischen Brötchen – all das können sehr schöne Eindrücke sein.

ARBEI TEN IM EIGE NEN RAHMEN

Glücks- und Gesundheitsarbeit

Das Gefühl, nicht zu genügen, begleitet viele depressiv erkrankte Menschen. Nicht genug zu leisten, faul zu sein usw. Dabei ist es die Erkrankung, die diese Symptome hervorruft – oder auch der Vergleich mit gesunden Menschen oder dem eigenen früheren gesunden Ich. Ich verrate einen kleinen Schlüssel, der mir geholfen hat, mich im Laufe der Zeit immer mehr lösen zu können vom Gefühl der Nichtsnutzigkeit – was für ein unangenehmes Wort alleine schon!

Auf meiner To-do-Liste steht ganz oben: »Heute nur Gutes und Schönes.« Dieser Spruch ersetzte meinen früheren Spruch »Don't forget to play«, denn damals, vor der Erkrankung, ist es mir enorm schwergefallen, mir im Laufe eines Arbeitstages Pausen und Auszeiten zu erlauben. Die gehören heute fest dazu. Und ich weiß auch: Nicht nur bezahlte Tätigkeiten sind »Arbeit«. Alles, was ich für meine Gesundheit tue, ist Arbeit. Dazu gehören meine Arzt- und Therapietermine, meine täglichen Reports bei meiner Stimmungs-App Daylio, meine Medikamenteneinnahme, mein Sport, mein zusätzlicher Schlaf- und Ruhebedarf, meine Ernährung, die Kontaktpflege zu Menschen, … eben alles, was ich in meinen Anregungen in diesem Buch zusammengefasst habe. All das ist Gesundheitsarbeit. All das brauche ich, um möglichst gesund und glücklich sein zu können. Wenn ich alles zusammenrechne, bin ich in der

Woche mehrere Tage mit alledem beschäftigt. Nehmen wir alleine den Schlaf: pro Nacht brauche ich 2,5 Stunden mehr Schlaf als früher, plus 1–2 Stunden Einschlafzeit, das sind locker 24 Stunden pro Woche, also mindestens 52 Tage im Jahr, mehr als eineinhalb Monate. Und da sind die vielen Ruhezeiten tagsüber noch nicht eingerechnet. Zeit, die mein früheres gesundes Ich am Arbeitsplatz verbracht hätte. Ich erlaube mir also, mir selbst Anerkennung für meine täglichen Gesundheitsleistungen zu schenken. Das ist mein wichtiger Schlüssel zu mehr Zufriedenheit mit mir selbst und zur Akzeptanz meiner Situation. Vielleicht hilft er Ihnen ja auch.

Höchstleistung, nicht Verausgabung

Mit einer depressiv bedingten, leichteren Erschöpfbarkeit gilt es auch, sein neues Maß zu finden. Ich persönlich musste schmerzhaft umlernen, dass Höchstleistung nicht mehr bedeutet, an oder über meine eigenen Grenzen zu gehen. Denn es folgten daraufhin immer wieder Zusammenbrüche – mal nur für einen Tag Erschöpfungspause, mal für ein Jahr Arbeitsunfähigkeit. Ich muss also immer einen Reservetank übrig halten. Und dafür musste ich lernen, sehr viel subtilere, frühere Warnzeichen für meine Grenzen zu erspüren. Vor allem musste ich meine Einstellung ändern, meinen Ehrgeiz und meinen hohen Leistungsanspruch zügeln. Inzwischen bedeutet Höchstleistung für mich »das Höchste, was in dem Moment gesund möglich ist«. Und dafür muss ich mehrmals täglich Pacing betreiben, das achtsame Dosieren von Aktivitäten, je nach Energielevel.

Ich musste lernen, dass Höchstleistung an einem Tag so viel sein kann wie sonst an drei. Und dass umgekehrt manchmal drei Tage nicht so viel Leistung brachten wie einer. Ich bin heute wohlwollender mit mir selbst, wenn ich meine To-do-Liste nicht schaffe. Oder gar nichts auf der To-do-Liste schaffe, weil ich tagelang nur apathisch auf der Couch liege, ohne aktiv werden zu können. Es fällt mir leichter, auch auf kleine Schritte, die ich vollbracht habe, stolz zu sein.

Ich kann auch besser anerkennen, dass all meine Gesundheitsarbeit, also die Einhaltung meiner Arzttermine und meine hier beschriebenen Anregungen, eben auch Leistung sind, siehe voriges Kapitel (S. 168). Ich war im Fitnessstudio? Super, das war meine Arbeitszeit, so wie Polizeisport in die Arbeitszeit einer Polizistin fällt. Sowohl die Beamten als auch ich benötigen den Sport, um unsere Kernaufgabe gut ausführen zu können.

Ich bemesse auch weniger die Quantität der Stunden, die ich an einem Tag arbeiten konnte, sondern spätestens seit meiner Selbständigkeit die Qualität meiner Arbeit, die ich an Zufriedenheits- und Weiterempfehlungsraten meiner Klientinnen und Klienten bemesse, die ich nach jedem Auftrag befrage. Stand heute, nach einigen Jahren Freiberuflichkeit: Sie sind zu 100 % zufrieden oder sehr zufrieden und würden mich zu 100 % weiterempfehlen. Auf diese Leistung bin ich stolz und darauf arbeite ich hin. So nehme ich auch nur eine kleine Anzahl an Coaching- und Seminaraufträgen an, damit ich mein quantitatives Höchstmaß nicht über- und mein qualitatives Ziel nicht unterschreite.

Es ist für mich also vor allem eine Frage der Haltung gewesen, mit der ich Höchstleistung früher definiert habe und mit der ich sie heute bewerte.

ABC – Fokus auf das Wesentliche

Was ist Ihre Kernaufgabe, also die Aufgabe, die wesentlich zu Ihrer Pflichterfüllung beiträgt und die Sie nicht delegieren können? Diese Frage stelle ich oft in meinen Seminaren. Die Antworten kommen in den Kasten für die A-Aufgaben. B-Aufgaben sind Aufgaben, die immer noch sehr relevant sind, aber nicht so hoch anzusetzen sind wie A-Aufgaben, und die auch teilweise delegiert werden können. C-Aufgaben sind schließlich Aufgaben, die sich delegieren lassen und die wenig zur Erfüllung der Kernaufgabe beitragen – sie sind das Klein-Klein des Tagesgeschäfts. Meinen Klienten hilft diese Übung bei der Priorisierung ihrer Aufgaben. Häufig kommt heraus, dass zu viel Zeit für C- und zu wenig Zeit für A-Aufgaben eingeräumt wird. Ich selbst verfahre täglich nach dieser Methode, um zu schauen: Agiere ich noch entsprechend meiner Prioritäten oder halte ich mich gerade mit Unwichtigem auf? Außerdem muss ich immer wieder meinen Kalender und meine To-do-Liste leerräumen, wenn gar nichts geht an diesem Tag oder in dieser Phase. Dann hilft es sehr zu wissen, was höchste Priorität hat. Bei der Einteilung in A-/B-/C-Aufgaben helfen mir meine Werte als Orientierungshilfe. Gesundheit ist mein höchster Wert, also ist ein Arzttermin für mich ein Termin bzw. eine Aufgabe von sehr hoher Priorität, eine A-Aufgabe. Geht es allerdings nur darum, dort ein Rezept abzuholen, ist es eine B-Aufgabe: muss gemacht werden, aber muss ich nicht zwingend selbst machen. Diese Aufgabe kann ich delegieren, wenn ich zu wenig Kraft habe. Diese Methode hilft zum Beispiel auch gegen ein zu stark ausgeprägtes Helfersyndrom. In der Depression brauchen Sie alle Kraft für sich selbst, um gesund zu werden (A-Aufgabe), dem Nachbarn beim Aufbau eines Gartenhauses zu helfen, fällt dagegen nicht unter ihre A- oder B-Aufgaben – sich das bewusst zu machen, kann helfen, sich abzugrenzen und freundlich für eine Weile Nein zu sagen.

Eisenhower – was ist wichtig und dringend?

Auch diese Übung verwende ich gern in meinen Seminaren zu Zeit- und Stressmanagement. US-Präsident Eisenhower hat diese Methode angewandt und unterscheidet in der Matrix auf der einen Achse in dringend/nicht dringend und auf der anderen in wichtig/nicht wichtig. Die vier Möglichkeiten:

Eine Aufgabe ist …

Wichtigkeit		
	… wichtig und nicht dringend: Terminiere sie!	… wichtig und dringend: Mach sie sofort!
	… nicht wichtig und nicht dringend: Lass sie weg!	… nicht wichtig, aber dringend: Delegiere sie!
		Dringlichkeit

Diese Clusterung hilft mir in meinen täglichen Entscheidungen. Welche Aufgaben kann ich weglassen, wenn die Kraft nicht ausreicht? Welche Aufgaben kann ich ggf. an jemand anderen geben, der mir gern hilft? Worum muss ich mich selbst sofort kümmern? Und was muss ich im Kalender vorplanen, um es nicht zu vergessen, zum Beispiel regelmäßige Blut- und EKG-Untersuchungen aufgrund der Medikamente?

Modeln gegen die Körperbild-störung

Diese Erfahrung ist eine sehr spezielle, ich teile sie dennoch, vielleicht hilft sie Ihnen ja in der einen oder anderen Weise. Ich schrieb es zuvor schon einmal: Ich habe aufgrund meiner Essstörung kein zuverlässiges Gefühl dafür, wie mein Körper von außen aussieht. Mal fühle ich mich aufgeschwemmt wie ein Hefekloß, dann wie eine schlanke Frau, mal muskulös und äußerlich annehmbar, dann wieder schwabbelig wie ein Wackelpudding. »Körperbildstörung« nennt das die Psychologie. Ich habe das Problem irgendwann selbst in die Hand genommen und dabei hat mir der Zufall geholfen: An einem Tag inmitten einer sehr düsteren Phase habe ich mich mit viel Überwindung aufgerafft, in einer kleinen Galerie eine Fotoausstellung anzusehen, die mich interessierte: »Narben« lautete der Titel der Aktausstellung. Es war der letzte Tag und ich war ganz alleine dort. Aufsicht führte einer der beiden Künstler. Wir kamen ins Gespräch und redeten über eine Stunde. Wir tauschten Kontakte aus. Und eines Tages klingelte mein Telefon. Ob ich mir vorstellen könnte, für das Künstlerpaar Modell zu stehen. Er erklärte alles ganz ausführlich und nahm mir dadurch viel Skepsis und Aufregung. Und dann trafen wir uns. Es war Winter und sehr kalt, die Location war eine ehemalige Polizeistation, die schon Jahrzehnte leerstand. Grüner Belag hatte sich auf dem Boden gebildet, die Decke bröckelte schon ein wenig. Ein Ort mit patinösem Charme. Anfangs war ich noch ein wenig steif, wusste nicht genau, wie ich mich bewegen sollte. Aber die beiden halfen mir, choreografierten stückweise meine Posen von Fuß bis Kopf, bis mein gesamter Körper unter Anspannung stand. Das fühlte sich richtig gut an, war aber auch enorm anstrengend. Was auf einem Aktfoto entspannt und leicht aussah, war ihn Wahrheit körperliche Schwerstarbeit. Ob ich mich hinsetzen und mit den Händen abstützen könnte, der Po dürfe die Sitzfläche nicht berühren, sonst wäre die schöne Rundung weg? Abstützen auf den Händen, okay. Ob ich jetzt vielleicht einmal versuchen könnte, mein gesamtes Gewicht nur auf die Fingerspitzen zu verlagern? Ich probierte es und es ging, aber bald schon zitterten die Arme, dann der ganze Körper vor Kraftanstrengung. Nach einigen Stunden waren wir drei völlig erschöpft und überglücklich. Es hatte großen Spaß gemacht und für mich fühlte es sich auf ungewohnte Weise absolut natürlich an, mich nackt vor einer Kamera zu bewegen. Die Ergebnisse sah ich, da es analoge Fotografie war, erst einige Zeit später. Es waren größtenteils wunderschöne Bilder. Durch den Aufbau der Posen hatten die beiden meinen Körper meist sehr vorteilhaft dargestellt. Aber es gab auch Bilder, auf denen ich mir gar nicht gefiel – zu großer Bauch, zu breite Schenkel, hängende Schultern. Jedes Bild stellte für mich eine Herausforderung dar, denn egal, ob es mir gefiel oder nicht, es würde früher oder später in einer Galerie oder einem Haushalt hängen, vor allem aber wollte ich es zu 100 % annehmen. Ich wollte meinen Körper als das sehen und akzeptieren, was er ist: das Zuhause meiner Seele, das weder dick noch dürr war.

Wir arbeiten inzwischen seit sieben Jahren zusammen und haben viele Shootings im Atelier und zahlreiche »on location« gemeinsam absolviert, mal in abrissreifen Fabrikhallen, ungenutzten antiken Künstlerwohnungen, am offenen Fenster mit Sicherheitsgurt, zart drapiert auf einer gusseisernen Heizung, mal wurde ich mit Honig übergossen, dann mit Messer und Kettenhandschuh abgelichtet. Den beiden, die seit 25 Jahren professionelle künstlerische Aktfotografie betreiben, gehen die Ideen nicht aus. Und sie fragen immer wieder an, ob ich noch Lust habe. Ja, habe ich, denn mit ihnen zusammenzuarbeiten, macht einfach Freude und ich gehe immer sehr erfüllt aus unserer gemeinsamen Arbeit raus. Und die Ergebnisse helfen mir, meine reale Figur zu erkennen und anzunehmen.

Glückliches Geld

Wenn ich gemalt hatte und ein Bild verkaufte, waren das keine großen Summen, aber ich nahm dieses überraschend zu mir gelangte Taschengeld zum Anlass, eine Kasse zu etablieren, die ich »Glückliches Geld« nannte. Darunter verstand ich Geld, das ich mit etwas verdient hatte, was mir Freude gemacht hatte oder mit dem ich nicht gerechnet hatte und ich nahm mir vor, von diesem »Glücklichen Geld« nur Dinge zu kaufen, die mich glücklich machten. Es sollte nie etwas sein, das ich brauchte oder das nur nützlich war. Diese kleine Kasse, die in Wahrheit ein kaputter Briefumschlag war und heute noch ist, lässt mich mich enorm reich fühlen. Wie ein kleines Kind, das sein Taschengeld behütet, zählt, damit plant und träumt und es dann für etwas ausgibt, das ausnahmslos nur glücklich macht, ohne weitere Zweckdienlichkeit.

Ich suchte sorgsam aus, alleine die Vorfreude war immer schon ein Fest. Mal war es ein weiterer gemütlicher Esszimmerstuhl für lange gesellige Abende mit Freunden, den ich gebraucht ergattert hatte, mal ein paar Schuhe, die ich nicht brauchte, aber ausgesprochen toll fand. Auf jeden Fall waren es immer Erlebnisse oder Gegenstände für schöne Momente mit lieben Menschen oder auch allein. Es war immer etwas Besonderes. Und so werde ich das Konzept »Glückliches Geld« sicher noch lange fortführen, denn es bereitet mir große, fast kindliche Freude.

VON SCHLECHTEN **GEWOHNHEITEN** UND DER GESUNDEN **BALANCE**

Grübelei, Sorgen oder Mental Load?

Jeder denkt mal über dies und das nach. Dabei denken wir oft über die Zukunft und mögliche Lösungen für Herausforderungen nach, die wir abwägen und dann auch umsetzen. Drei besondere Formen der Kopfarbeit aber sind pathologisches Grübeln, Sorgen und Mental Load, alle drei sind unterschiedlich zu bewerten und zu lösen.

PATHOLOGISCHES GRÜBELN, darunter versteht man Denkprozesse, die sich ohne Ziel und Lösung im Kreis drehen. Sie richten sich auf Vergangenes und dienen dazu, die Bedeutung von Ereignissen in der Vergangenheit zu ergründen. So denken Betroffene viel über ihre Handlungen, Fehler und Eigenschaften in konkreten Situationen nach und darüber, was sie hätten besser machen können. Die Gedanken sind äußerst kritisch und pessimistisch. Dadurch, dass sie sich auf Vergangenes beziehen, also auf Unveränderliches, führen sie nicht zu einer Lösung. Pathologisches Grübeln bedeutet Dauerstress für den Körper, währenddessen er keine Entspannung finden kann. Dadurch können Krankheitsprozesse ausgelöst werden, die schleichend beginnen – erst schlägt es auf die Stimmung, dann beginnt vielleicht schon eine Depression. Je länger pathologisches Grübeln andauert, desto stärker beeinflusst der Denkstil die menschliche Psyche. Das ist gefährlich und könnte ein klarer Hinweis dafür sein, dass es Zeit ist, einen Arzt oder Therapeuten aufzusuchen, der die unterschiedlichen Therapieformen mit Ihnen besprechen wird.

Eine Übung, die helfen kann, ist die Zwei-Minuten-Regel nach Addis und Martell: Wenn Sie nicht sicher sind, ob Sie nur nachdenken oder schon grübeln, denken Sie in Ihrem Denkstil zwei Minuten lang weiter und fragen sich danach:

1. Bin ich mit einer Problemlösung vorangekommen?
2. Habe ich etwas verstanden, was mir vorher noch nicht klar war?
3. Bin ich in der Zeit weniger selbstkritisch und/oder weniger depressiv geworden?

Lautet nicht mindestens eine Antwort Ja, dann grübeln Sie wahrscheinlich und Sie sollten versuchen, den Denkprozess zu stoppen und sich abzulenken.[44]

SORGEN richten sich auf die Zukunft und bezeichnen eine Kette von Gedanken, die mit negativen Emotionen und Gefühlen von Ohnmacht einhergehen. Sie beschäftigen sich mit der Befürchtung von Gefahren und mit Aktionen, um diese zu umgehen. Psychisch Erkrankte sorgen sich besonders oft, am stärksten betroffen sind Menschen mit einer generalisierten Angststörung. »Patienten mit einer generalisierten Angststörung (GAS) machen sich viele Gedanken über alltägliche Angelegenheiten und leiden unter einer anhaltenden Ängstlichkeit.«[45] Anders als gesunde Personen würden sie sich häufiger, länger und zu mehr Themen sorgen. Hier gilt es abzuwägen, ob die Sorgen begründet oder überdimensional sind, ob sie uns auf hilfreiche Weise zu Vorsicht mahnen oder uns in unserer Handlungsfähigkeit einschränken. Wenn ich zum Beispiel Sorge habe, im Treppenhaus auf Nachbarn zu treffen und in ein Gespräch verwickelt zu werden – und deshalb gar nicht erst die Wohnung verlasse, dann ist es eine Sorge, die zwar berechtigt sein kann, nicht aber die dahinter liegende überdimensionale Angst, in einer solchen Situation nicht bestehen zu können. Sollten Sie die Befürchtung haben, an einer Angststörung zu leiden, ist der Weg zum Arzt angebracht. Dies gilt insbesondere dann, wenn Sie merken, dass Sie Vermeidungsverhalten entwickelt haben, die Sie in Ihrer Lebensführung stark einschränken. Ob eine Verhaltenstherapie, Medikamente oder anderweitige Maßnahmen erforderlich sind, entscheidet der Arzt gemeinsam mit Ihnen.

»MENTAL LOAD« nennt man die Last des Dran-Denkens und sie betrifft vor allem zukünftige Aufgaben der Lebens- und Haushaltsführung: Werkstatttermin machen, Einkaufsliste aktualisieren, Arzttermine der Kinder planen, Geschenk besorgen und einpacken, Glückwunschkarte nicht vergessen, Briefmarken kaufen, Klempner anrufen, Impfausweis raussuchen. Vor allem Frauen sind von Mental Load betroffen, kümmern sie sich doch nachweislich meist mehr um Belange des Häuslichen als Männer. Genauere Zahlen dazu hat das Bundesministerium für Familie, Senioren, Frauen und Jugend. Vor allem Frauen kümmern sich um unbezahlte Sorgearbeit und hier besonders Mütter. Sie leisten im Schnitt bis zu 52 % mehr als der männliche Partner. Mental Load kostet Kraft und kann zu Erschöpfung führen, problematisch wird er aber bereits dann, wenn es zu einem »Cognitive Load« kommt, nämlich einer Informationsüberlastung des Gehirns, das dann an seine Kapazitätsgrenze gelangt. Die »Cognitive Load Theory« besagt, dass das menschliche Gehirn dann am besten lernt, wenn man es NICHT mit Informationen überfrachtet. Mental-Load-Betroffene haben also schlechtere Möglichkeiten, ihr Gehirn für andere Potenziale zu nutzen. Pech für die Frauen? Nun ja. Es gehören zwei Parteien dazu: Ein Mann, dem frau erst sagen muss, dass der Müll rausgebracht werden muss, bevor er es auch tut. Und eine Frau, die einen hohen, vielleicht auch zu hohen Anspruch an sich selbst und die vermeintlichen Erwartungen anderer an sich selbst spürt. Manche Frauen gehen so weit, dass sie es als Lebensaufgabe ansehen, sich um andere zu kümmern, auch neben einem Job, und damit ihren Selbstwert einzementieren. Performen sie dann nicht perfekt, bröckelt der Selbstwert.[46]

Was also tun bei Mental Load? Die Krankenkasse Pronova BKK hat einige hilfreiche Tipps:[47]

1. Mental Load, die unsichtbare Denkarbeit, sichtbar machen. So wird die Menge beiden Partnern bewusst.
2. Gemeinsam mit dem Partner überlegen, wie sich die Verantwortung gerecht aufteilen lässt und wo Aufgaben delegiert werden können.
3. Aufgaben notieren, dann belasten sie nicht den Kopf.
4. Routinen schaffen, um Aufgaben automatisch abzuarbeiten.
5. Perfektionismus verabschieden.
6. Und weiterhin mit sich selbst und dem/der anderen im (inneren) Dialog sein, was Bedürfnisse, Belastungsgrenzen und Entspannung angeht.

Lethargie oder faule Trägheit?

Wer kennt das nicht: ein verregneter Sonntagnachmittag und man kommt so gar nicht in die Gänge, liegt auf der Couch und steht gerade einmal alle paar Stunden auf, um die nächste Mahlzeit zu sich zu nehmen oder um auf die Toilette zu gehen. Der Unterschied zu einer Depression ist recht eindeutig: Während ein gesunder Mensch diese selbstbestimmten Auszeiten als Ruheinsel zum Krafttanken nutzen kann, ist der depressive Mensch nicht in der Lage, einen anderen Entschluss zu fassen und umzusetzen oder auch nur aus dem Nichtstun Kraft zu schöpfen. In einer Depression sind fehlender Antrieb und starke Erschöpfung Dauerzustand.

»Als Lethargie wird in der Medizin ein Zustand bezeichnet, bei dem der Patient zu einer abnormal ausgeprägten Schläfrigkeit neigt. Es handelt sich demnach um eine Art der Bewusstseinsstörung, bei der die Reizschwelle deutlich erhöht ist.«[48] Sie ist keine Krankheit, sondern ein Symptom, das in Verbindung mit unterschiedlichen Krankheiten auftreten kann, darunter Krebs, Herzinsuffizienz, Narkolepsie u. v. m.

Da Lethargie zu einer Fülle von Folgesymptomen und -krankheiten führen kann – etwa Reizbarkeit, Müdigkeit, Augenbrennen, Konzentrationsstörungen, Herzrasen, Blutdruckschwankungen, Gewichtszunahme (durch fehlende Bewegung), soziale Isolation und Depressionen – gilt es im Zweifel, einen Arzt aufzusuchen und die Grunderkrankung abklären und behandeln zu lassen.

In einer depressiven Phase ist Lethargie oftmals ein andauernder und sehr lästiger Gast. Ich habe ihm mal einen Namen gegeben, Helmut. Er ist ein alter, übergewichtiger, stinkender Zeitgenosse, der keinerlei Gespür dafür hat, dass er ungebetener Besuch ist und gefälligst schnellstmöglich wieder verschwinden sollte. Warum habe ich Helmut erfunden? Damit ich mich nicht so sehr mit der Lethargie identifiziere. Sie ist für mich ein wunder Punkt, denn ich möchte eines vor anderen (und mir selbst) nicht: faul wirken. In meinem Selbstbild übernehme ich Verantwortung, bin zuverlässig und fleißig, das sind meine Werte. Wenn dann meine innere Stimme oder ein Außenstehender mir Nichtsnutzigkeit vorwirft, dann trifft mich das sehr hart. »Du hast überhaupt nichts zu melden, Du kriegst ja gar nichts gebacken, Du hängst den ganzen Tag nur im Bett rum« – das sind innere Stimmen, die gemein sind. Und wenn ich sie von außen höre – das ist mir tatsächlich schon passiert – dann pulverisiert sich mein Selbstwert, auch wenn ich kognitiv weiß, dass mein Gegenüber weder inhaltlich Recht hat noch sich das Recht zu einer solchen Aussage herausnehmen darf.

Meine Herausforderung ist es, Helmut mit aller Kraft rauszuwerfen und aktiv am Leben teilzunehmen. Oft gelingt es mir dadurch, dass ich mir kleine Aufgaben vornehme und mich an den Ergebnissen freue. Selbst wenn sie noch so klein sind. »Juhu, ich habe mich angezogen.« »Yeah, ich habe geduscht.« »Hey, ich habe mir etwas zu essen gemacht.« Zugegeben, das klingt albern, aber es ist ein Anfang für mehr. Denn manchmal braucht es einfach ein Momentum, einen Anfangspunkt, an dem das Pendel zu schwingen beginnt. Und wenn dieses Momentum einsetzt, dann fallen auch weitere Tätigkeiten plötzlich leichter. Nur wenn ich es bis zum Nachmittag – sagen wir 15 bis 16 Uhr – nicht geschafft habe, mich hoch und ins Leben zu kämpfen, dann lasse ich los. In dem Fall aber bewusst als frei gewähltes Nichtstun und nicht als zwanghaftes Unter-einem-Monster-begraben-Sein. Dann höre ich ein Hörbuch oder schaue eine Serie und nehme fast die Rolle eines Kindes ein, das ausnahmsweise tagsüber fernsehen darf. Ich gebe mir also die »Erlaubnis, nichts leisten zu müssen«. Dieser kleine Haltungswechsel kann bei mir dazu beitragen, dass ich keine unnötige Energie und überflüssige Schuldgefühle im aussichtslosen Kampf gegen Helmut verschwende, tatsächlich zur Ruhe komme und am nächsten Tag mit neuer Kraft starten kann.

Schlaflosigkeit oder mal schlecht geschlafen?

Mal schlecht eingeschlafen, zwischendurch wach geworden oder vor dem Wecker schon wach, aber noch müde – das kennen sicherlich nahezu alle Menschen. Doch ab wann spricht man eigentlich von einer Insomnie, also einer lang anhaltenden oder in Abständen wiederkehrenden Schlafstörung?

Es gibt drei Kriterien, die allesamt zutreffen müssen:

- Die Betroffenen haben Schwierigkeiten beim Ein- oder Durchschlafen oder wachen morgens sehr früh auf. Dabei beschreiben sie ihre Schlafqualität selbst als schlecht.
- Die Schlafbeschwerden dauern über mehrere Wochen an und treten wenigstens dreimal pro Woche auf.
- Die Schlafprobleme verursachen Einschränkungen am Folgetag. Betroffene haben Schwierigkeiten bei der Alltagsbewältigung.

Wie viele Betroffene gibt es?

Vier Prozent der Männer und acht Prozent der Frauen in Deutschland leiden der »Studie zur Gesundheit Erwachsener in Deutschland« von 2013 zufolge an Insomnie.[49] Depressiv erkrankte Menschen berichten sehr häufig über Schlafbeschwerden. Insbesondere das frühmorgendliche Erwachen wird im Becks-Depressions-Inventar, einem Reflexionsfragebogen zur Analyse einer Depression, mit einer hohen Punktezahl bewertet – je höher am Ende die Gesamtpunktzahl, desto stärker der Grad der Depression. Neben psychischen Faktoren wie Stress, Angst, Depressionen oder Psychosen, können weitere Ursachen eine Rolle spielen: soziale Faktoren wie Schichtarbeit oder finanzieller Druck, endokrine Ursachen wie die Menopause, Arznei- oder Genussmittel wie Koffein, Alkohol und Drogen (zum Beispiel Kokain oder Amphetamine) sowie Medienkonsum. Doch es gilt auch umgekehrt: Chronische Schlafbeschwerden können psychische und organische Erkrankungen auslösen. So erhöhen sie zum Beispiel das Risiko, an Depressionen zu erkranken um das 2–6-Fache, das Risiko, einen Herz- oder Hirninfarkt zu erleiden sogar um bis zu 70 %. Es ist also wichtig, etwas zu tun, wenn man unter Schlafstörungen leidet.

Bereits im Kapitel zum Thema Schlaf (S. 65) habe ich einige Faktoren aufgeführt, die ich neben den vom Arzt eingestellten Medikamenten ausprobiert und für hilfreich befunden habe, um meinen Schlafbeschwerden zu begegnen und tagsüber möglichst leistungsfähig zu sein, darunter eine gute Schlafhygiene, genügend Bewegung, Abendrituale etc.

Was eine Unterstützung durch Substanzen angeht, schwören manche Betroffene auf Naturheilmittel wie Hopfen oder Baldrian. Andere wenden sich für eine Medikamentenverschreibung an ihren Arzt, der, je nach Ausprägung, zwischen einer Vielzahl von möglichen Medikamenten wählen kann, wie zum Beispiel Antihistaminika, Benzodiazepinen, Antipsychotika. Nicht jedes Präparat birgt die Gefahr, abhängig zu machen. Wenn Sie davor Sorge haben, sprechen Sie am besten mit Ihrem Arzt, der Nutzen und Risiko gemeinsam mit Ihnen abwägt.

Krankhafte Angst oder feige Gewohnheit?

Man unterscheidet drei Arten von Phobien: soziale Phobie, die Agoraphobie und spezifische Phobien. Bei einer sozialen Phobie haben Betroffene Angst vor Blamage oder Ablehnung durch andere und meiden Zusammenkünfte mit anderen. Eine Agoraphobie bedeutet, dass Betroffene fürchten, im Notfall nicht fliehen oder bei einer Panikattacke keine Hilfe bekommen zu können und meiden daher Menschenansammlungen oder Kinobesuche. Spezifische Phobien betreffen ganz konkrete Situationen oder Objekte, zum Beispiel Höhen-, Flugangst oder Angst vor Spinnen. Neben den drei Typen von Phobien gibt es noch die sogenannte generalisierte Angststörung. Patienten mit einer generalisierten Angststörung sorgen sich häufiger, länger und über mehr alltägliche Angelegenheiten und leiden unter dieser anhaltenden Ängstlichkeit.[50] Oft treten Phobien in Verbindung mit anderen psychischen Erkrankungen auf und betreffen auch Depressionspatienten in verstärktem Maße.

Als Behandlung hat sich die Psychotherapie und hier vor allem die kognitive Verhaltenstherapie mit einer Expositionstherapie als hilfreich herausgestellt. Hierbei wird der Patient der bestimmten Angst ausgesetzt, getreu nach dem Motto »Der einzige Weg aus der Angst führt durch die Angst«.[51] In stärkeren Fällen ist auch eine Medikamentengabe möglich.

Eine Psychotherapeutin sagte einmal, dass sie kaum einen Depressionspatienten in Behandlung habe, der nicht gleichzeitig eine Angststörung diagnostiziert bekommen hätte. Bei mir wurde keine diagnostiziert, allerdings habe auch ich seit Ausbruch der Erkrankung im Jahr 2014 Ängste, die weit über mein früheres gesundes Maß an Angst hinausgehen. Höhenangst und Angst vor bestimmten Insekten hatte ich immer schon, das halte ich auch für »recht normal«. Aber es kamen viele neue spezifische und unspezifische Ängste dazu, zum Beispiel vor Menschenansammlungen, wie Straßen- und Volksfeste oder Konzerte, Märkte und Supermärkte, öffentliche Verkehrsmittel, Bahnhöfe, Bahngleise, Autobahnbrücken, stickige oder enge Räume, aber auch große Freiflächen wie das offene Feld, längere Fahrradtouren, alleine im Dunkeln draußen sein u.v.m. bereiten mir eine Art Angst und Beklemmung, die ich früher nicht kannte. Ich schwitze, bekomme Herzrasen, Atemschwierigkeiten und ggf. auch eine Panikattacke, bei der meine Beine sich nicht mehr bewegen lassen, die Panik in mir aber immer größer wird. Auch traue ich mich oft nicht aus der Wohnung oder in eine soziale Interaktion, sei es in Form eines Telefonats oder persönlichen Gesprächs. Selbst der Gedanke an oder der Kontakt mit lieben Freunden kann eine Form von Angst auslösen, die mich in völlige Starre versetzt. Und das führt an vielen Tagen zu einem Vermeidungsverhalten, das mich selbstverständlich stark einschränkt.
Was tue ich dagegen? Ich sortiere und balanciere:

- Extreme Herausforderungen meide ich weiterhin – bei Großfestivals wie Rock am Ring wird man mich nicht antreffen. Das ist eine für mich gesunde Entscheidung, denn ich wäre so sehr mit meiner Angst beschäftigt, dass ich das Event nicht genießen könnte. Was mir dadurch entgeht, beschränkt meine Lebensqualität subjektiv wahrgenommen kaum.
- Im Alltag aber wage ich den Versuch, mich der Angst wohldosiert auszusetzen, so gehe ich zum Beispiel statt zur Stoßzeit für einen Großeinkauf in einen Hypermarkt lieber in einen kleinen Supermarkt und kaufe wenige Artikel zu einer Uhrzeit, zu der möglichst wenige Menschen im Laden sind.

Aufgabe bewältigt, Angst überwunden, ich bin stolz auf mich selbst und habe Mut fürs nächste Mal gesammelt.

- Ist die Angst zu stark und es könnte eine Panik entstehen, dann widme ich mich ihr und reguliere mich mit Atem- und Imaginationsübungen wie dem sicheren Ort runter (siehe Abschnitt »Sicherer Ort« [S. 200] im Kapitel »Skills und Tricks«). Oder ich zähle alle Gegenstände um mich herum auf, die blau sind. Oder zähle rückwärts von 100. Hauptsache, die Gedanken werden wieder auf etwas anderes konzentriert als die Angst. Wenn es gar nicht geht und ich der Situation auch nicht ausweichen kann, dann greife ich im Notfall auf ein Benzodiazepin zurück. Aber das ist wirklich das letzte Mittel der Wahl.

Es ist also ein Balanceakt, der je nach Tagesform anders aussehen kann: meiden, meistern oder scheitern. Je öfter ich mich der Angst aussetze, desto besser gelingen mir zukünftige Situationen, daher versuche ich, immer weiter dranzubleiben, auch wenn es sich erst einmal unangenehm anfühlt. Hauptsache, ich ruhe mich nicht auf feigen Gewohnheiten aus, das ist mir sehr wichtig. Erlernte Hilflosigkeit ist nämlich ein verdammt gemütliches Bett, bringt einen aber nicht weiter.

Und es gibt natürlich ein paar Tricks:

- Mit einem oder für einen lieben Menschen fällt manche Herausforderung leichter.
- Ich habe immer einen Notfallplan im Kopf (wo sind Ausgänge, weiß meine Begleitung über meine Lage und die möglichen Notfallschritte Bescheid ...).
- Ich habe nach Möglichkeit (Noise Cancelling) Kopfhörer und Musik oder Podcasts dabei.
- Auch ein Schal oder eine Kapuze können helfen, mich vor zu vielen Reizen abzuschirmen.
- Meine Notfallmedizin im Gepäck gibt mir ebenfalls Sicherheit, auch wenn ich sie nur ganz selten nutze.

Gesunder Rückzug oder Isolation und Einsamkeit?

Schon im vorangegangenen Abschnitt habe ich über soziale Angst geschrieben, die, wenn wir ihr nachgeben, in Vermeidung und Isolation münden kann – eine Gefahr für Depressionspatienten. Zwischen gesundem Rückzug und Einsamkeit liegt aber mehr als nur Angst bzw. das psychologische Grundbedürfnis nach Sicherheit. Es ist auch ein Spannungsfeld zwischen den beiden psychologischen Grundbedürfnissen Verbundenheit und Autonomie. Auf der einen Seite wollen wir mit anderen Menschen verbunden, auf der anderen selbstbestimmt sein und Kontrolle über uns selbst und unser Leben ausüben. Das ist selbst in einer Paarbeziehung zwischen gesunden Menschen einer der häufigen Konfliktpunkte. Wie soll das also wohl sein zwischen einem gesunden und einem depressiv erkrankten Partner, Freund, Familienmitglied?

Mir ist bei depressiven Patienten aufgefallen, dass es zwei ausgeprägte Typen gibt – den autonomen und den abhängigen Typus. Dies ist keine wissenschaftliche Unterscheidung, sondern reine Eigenbeobachtung.

DER AUTONOME TYPUS versucht, seine Probleme und auch die Erkrankung möglichst selbst zu regeln – mit dem Haken, dass er oder sie mitunter nur schwer um Hilfe bitten kann und selbst überfordert ist. Hier liegt die Gefahr darin, die Grenze zu überschreiten, hinter der er oder sie Nähe oder auch Hilfe von außen benötigt, es aber nicht spüren und/oder artikulieren kann. Bezugspersonen, die unterstützen möchten, tun also gut daran, immer wieder freundlich Hilfe anzubieten, aber nicht auf deren Umsetzung oder generell näheren Kontakt zu bestehen. Der autonome Typus bringt sich selbst in die Einsamkeitsfalle und der Schlüssel liegt darin, die Haltung »ich muss es alleine schaffen« und »ich muss stark sein« zu ersetzen durch: »ich darf andere um Hilfe bitten«, »ich darf schwach sein«. Ich selbst gehöre eher dem autonomen Typus an – mit allen seinen Vor- und Nachteilen.

DER ABHÄNGIGE TYPUS hat kaum Schwierigkeiten, Hilfe zu erbitten, denn er fühlt sich wohl und behütet, wenn andere sich um ihn kümmern. Das Weltbild, das dahinter liegt, lautet: »Ich bin schwach, bitte kümmere Dich um mich.« Hier liegt die Herausforderung darin, als betroffene Person selbst Eigenverantwortung zu übernehmen und von anderen zugleich nicht zu viel zu erwarten. Bezugspersonen dagegen stehen vor der Herausforderung, eine liebevolle Abgrenzung zu finden, d. h. der betroffenen Person freundlich mitzuteilen, wo die eigenen Grenzen der Belastbarkeit sind und wo sie auch die Patientin in der Pflicht sehen. Hier besteht die Gefahr einer Co-Abhängigkeit: Die helfende Person übernimmt in dem Fall zu viel Verantwortung für die andere und erhält dabei das System der Erkrankung gemeinsam mit der betroffenen aufrecht, indem die Patientin sich immer weiter schwach und hilfsbedürftig fühlt. Isolation und Einsamkeit können auch bei diesem Typus als Zustände oder Gefühle auftreten, hier liegt der Schlüssel allerdings eher in der Erwartungshaltung an andere als in einer selbst auferlegten Beschränkung wie beim autonomen Typus.

BEIDE TYPEN haben neben dem unterschiedlichen Bedarf an Unterstützung auch einen unterschiedlichen Bedarf an Autonomie bzw. Verbundenheit in Beziehungen (autonomer vs. abhängiger Patienten-Typus). Bildlich gesprochen ist es eine Unterscheidung zwischen dem Typus Katze, der lieber eigene Wege geht und sich selbst versorgt, und dem Typus Hund, der Nähe und Versorgung sucht. Beide Typen benötigen unterschiedlich viel Nähe zu anderen Menschen und auch unterschiedlich viel Unterstützungsangebote von außen in der Erkrankung.

Frustfressen oder gesunde Nascherei?

Ich erwähnte es schon im Kapitel zur Ernährung (S. 77): Ich bin – was Ernährung angeht – kein Gesundheitsapostel, der absoluten Verzicht auf alles, was Spaß macht und schmeckt, lehrt. Im Gegenteil. Ich halte eine ausgewogene Ernährung mit liebevollen Ausnahmen für eine gute Sache. Doch wann ist eine Ausnahme liebevoll und eine erlaubte Nascherei – und wann wird es zum krankhaften Frustfressen?

Es gibt drei – zugegeben simple – Grundregeln: Zum einen sollten wir die benötigte Kalorienanzahl pro Tag nicht dauerhaft überschreiten, zum anderen sollten wir auf genügend Nährstoffe achten und zu guter Letzt sollte eine Nascherei ein gutes Gefühl und kein schlechtes Gewissen verursachen.

DER PERSÖNLICHE KALORIENBEDARF, gemessen an Körpergewicht, prozentualer Muskelmasse und Bewegung, kann uns eine gute Richtschnur sein, wie viel Energie unser Körper aufnehmen sollte, um dauerhaft leistungsfähig zu sein. Aber: Vorsicht bei übertriebener Beschäftigung mit Kalorien – sie kann im Zweifel nur noch mehr Aufmerksamkeit auf das Thema Essen lenken und somit den Appetit steigern.

DIE QUALITÄT DER KALORIEN, die wir zu uns nehmen, ist genauso wichtig: Ein Vollkornbrot mit Quark ist nahrhafter für unseren Körper und hält viel länger satt als die gleiche Kalorienmenge in Schokolade. Denn die lässt aufgrund ihrer Einfachzucker den Blutzucker schnell ansteigen und wieder abfallen, große Mengen Insulin werden freigegeben und schwupp setzt ein Heißhunger ein. Leere Kalorien. Eine Nascherei sollte also keine Mahlzeit ersetzen, sondern ein kleines i-Tüpfelchen auf einer ansonsten vorwiegend gesunden Ernährung sein.

DAS SCHLECHTE GEWISSEN. Hier sind wir in der Regel selbst gute Seismografen. Wenn wir »gesündigt« haben, fühlt sich das nicht gut an. Dann ist uns unwohl in der eigenen Haut. Aber es passiert uns, denn unser Belohnungshormon im Kopf, Dopamin, ruft uns ständig zu: »haben wollen, haben wollen, haben wollen.« Egal ob Chips oder Schokolade, Hauptsache Genuss und damit Futter für unser Belohnungssystem im Gehirn. Und deswegen neigen wir dazu, beim Essen und Trinken immer neue Wahrheiten zu interpretieren: »Pommes vom Nachbarteller haben keine Kalorien.« »Kalorien zu Hause auf der Couch haben weniger Energie als solche, die wir vor anderen zu uns nehmen.« »Kalorien, die jemand anderes uns schenkt oder ins Büro mitbringt, machen nicht dick.« Vielleicht kennen Sie selbst solche kreativen Ammenmärchen, mit denen wir uns – ganz nach Pippi Langstrumpf – die Welt so machen, wie sie uns gefällt. Wenn wir merken, dass wir uns in derartige Selbstverhandlungen verstricken, dann ist es oft soweit: Wir haben uns zu viel gegönnt und uns anstatt mit Genuss belohnt, tatsächlich eher mit einem schlechten Gewissen bestraft.

Wer öfter in diese Falle tappt, dem kann es helfen, sich klare Ziele zu stecken: »Ein bisschen Schokolade« kann ein Stück oder eine ganze Tafel sein. Reden Sie Klartext mit sich selbst und schreiben Sie die genaue Menge auf, die sie nicht überschreiten wollen. Und dann halten Sie sich daran. Notieren Sie sich, wann es Ihnen gelungen ist, sich daran zu halten – und wann nicht. Und vermeiden Sie unbedingt Gedanken wie »jetzt ist es auch egal«, wenn Sie einmal eine selbst gesetzte Grenze überschritten haben, denn das führt nur zu noch mehr Schuldgefühlen. Und vielleicht sogar zu Selbsthass.

Anderen hilft vielleicht das Bild »sich selbst eine gute Mutter sein«, wenn es zu Naschereien kommt. Naschen Sie, als ob Sie bei Ihren Eltern wären, nicht bei Ihren Großeltern. Zumindest meine Mutter hat immer viel Wert auf ordentliche und ausgewogene Mahlzeiten und nur kleine Naschgelegenheiten gelegt, während meine Großeltern mich als Kind mit Ungesundem überaus verwöhnt haben und selbst als Knirps fühlte sich das schon nicht so gut an, in den Zuckerschock rein- und vor allem auch wieder rauszukommen. Essen Sie das, was Ihr Körper braucht, nicht wonach Ihr Belohnungssystem im Kopf giert.

Koffein, Nikotin, Alkohol und Drogen

Sie rauchen nicht, trinken keine koffeinhaltigen Getränke, meiden Alkohol und Drogen sowieso? Dann überspringen Sie dieses Kapitel. Doch die meisten von uns werden mindestens ein solches Laster haben.

Alle der oben genannten Substanzen haben Einfluss auf unseren Gehirnstoffwechsel: Serotonin, Noradrenalin, Dopamin, Endorphin, usw. Und natürlich sollten vor allem depressiv Erkrankte besonders gut auf ihren Gehirnstoffwechsel Acht geben. Allerdings halte ich auch wenig von einem Generalverbot, da das manchmal das Gegenteil vom Erwünschten bewirkt.

Ich gebe Ihnen zwei Beispiele. Sehen Sie sie bitte nicht als Ratschläge. Ich berichte aus eigener Erfahrung. Ihre Situation kann dagegen eine ganz andere sein und sollte natürlich immer in Absprache mit Medizinern evaluiert werden.

Es klingt logisch, dass, wer Schlafstörungen hat, Koffein meiden sollte. Aber, wer gleichzeitig Antriebsstörungen hat, wird kaum auf das Koffein verzichten wollen, mit dem er oder sie das Morgentief bekämpft, das entsteht, weil die Nebennieren zu wenig Cortisol ausschütten. Das Adrenalin, das durch das Koffein freigesetzt wird, übernimmt dann die Führung im Körper und hilft dem oder der Antriebslosen vielleicht zu einem Aktivitätslevel, das sonst gar nicht denkbar wäre.

Anderes Beispiel: Alkohol. In jeder Packungsbeilage eines Psychopharmakons steht, man solle es nicht mit Alkohol kombinieren, das könne die Wirkung in nicht vorherzusehender Weise abschwächen, verstärken oder verändern. Klingt absolut logisch, dass man zum Beispiel als Konsument von Antidepressiva tunlichst auf Alkohol verzichten sollte. Aber: Alkohol macht Menschen auch offener, geselliger und ausgelassener – Zustände, die sich depressiv erkrankte Menschen oft nur wünschen können. In Absprache mit meinem Psychiater verzichte ich nicht ganz auf Alkohol, sondern setze ihn seit einer Probephase gezielt dann ein, wenn ich die positiven Wirkungen nutzen möchte und ich negative Wirkungen bestmöglich ausschließen kann. Wenn ich zum Beispiel in kleinem Kreis unter Freunden bin (positives Setting) und meiner neutralen oder ganz guten Stimmung (positives Set) auf die Sprünge helfen möchte, dann kann Alkohol mich dabei unterstützen, gesprächsoffener und kontaktfreudiger zu sein, eine positive Stimmung zu erreichen und diese dann auch von selbst über längere Zeit zu halten. Das geht natürlich nur in wohldosierten Maßen und unter besonderen Voraussetzungen. So trinke ich nicht, wenn es mir psychisch schlecht geht – das würde die negative Stimmung nur verstärken (negatives Set). In fremder Umgebung oder mit vielen Menschen ist Alkohol auch keine gute Idee (ungewisses/negatives Setting). Und ich vermische Alkohol nicht mit Beruhigungsmitteln wie Benzodiazepinen, die ich, wie schon beschrieben, nur in psychischen Krisenlagen nehme, in denen ich ohnehin keinen Alkohol trinken würde. Aber innerhalb meines medizinisch abgesprochenen Rahmens genieße ich die Freiheit, ab und zu so unbefangen wie ein gesunder Mensch die Wahl zu haben und ausgelassen gesellig sein zu können. Dies ist wie erwähnt natürlich kein Ratschlag, den ich anderen geben kann und möchte. Ich kann nur berichten, was für mich gangbar war und ist. Und ich sage sehr klar: Wagen Sie keine Eigenexperimente. Wägen Sie gemeinsam mit Ihren Behandelnden die Vor- und Nachteile ab, schauen Sie sich Set und Setting an, definieren Sie Ausnahmen und Gewohnheiten. Und dann werden Sie zu dem für Sie richtigen Weg kommen und der kann natürlich auch bei 0,0 Promille liegen.

SKI LLS UND TRI CKS

Öfter mal einen Test durchführen

Ich führe in regelmäßigen Abständen Tests durch, um zu sehen, wo ich gerade stehe mit meinem Stress- und Depressionslevel. Mein Stressbarometer habe ich selbst entwickelt: Anhand einer fortlaufenden Farbabstufung von Gelb über Orange bis Rot habe ich mehrere Stufen definiert, die ich jeweils mit meinen entsprechenden körperlichen Empfindungen, Gedanken, Gefühlen und Handlungen beschriftet habe. Habe ich normalen Puls, Herzklopfen oder Herzrasen? Kann ich mich von meinen Gedanken lösen oder drängen sich wütende oder traurige Gedanken auf? So kann ich wie »von außen« sehen, wie hoch mein Anspannungslevel ist. Ich werde vorsichtig bei Orange, ich muss eingreifen bei Dunkelorange und allen Rottönen.

Auch viele Krankenkassen bieten gute Stresstests an. Sie berücksichtigen die Stimmung, Konzentrationsfähigkeit, Schlaf und weitere Aspekte.

Im klinischen Kontext wird häufig das Becks-Depressions-Inventar (BDI) eingesetzt. Dies ist ein Bogen zur Selbsteinschätzung in Bezug auf Schlaf, Stimmung, Suizidgedanken und -absichten sowie weiteren Parametern. Hinterlegt ist eine numerische Auswertung, die Aufschluss darüber gibt, ob es sich um eine leichte, mittelschwere oder schwere Depression handelt. Aber Vorsicht: Es geht hierbei wie gesagt um eine Selbsteinschätzung, nicht um eine medizinische Diagnose. Der Bogen ist in einer zweiten Version überarbeitet worden, so ist dort zum Beispiel »Erschöpfung« als Symptom aufgenommen. Was ich persönlich am BDI kritisiere, ist die Bezeichnung »Selbstmord« statt »Suizid«. Gerade in einem fachlich-medizinischen Kontext sollte dieser Begriff keine Verwendung mehr finden, denn »Mord« ist ein juristischer Begriff, der sich auf ein Verbrechen anhand von Mordmerkmalen bezieht (siehe auch Kapitel »Was tun, wenn Suizidgedanken einsetzen?« [S. 213]). All das und auch das Stigma für Betroffene von Suizidgedanken, sind hier völlig fehl am Platz, geht es doch um eine vertrauensvolle Selbstauskunft. Trotz dieser und einigen anderen Kritikpunkten, halte ich den BDI II dennoch für ein nützliches Werkzeug zur Grobeinschätzung.

Für alle Tests gilt: Sie bieten noch einmal eine andere Perspektive, zeigen Alarmsignale auf, regen zum Nachdenken an. Nicht mehr und nicht weniger.

Sicherer Ort

Wird die Anspannung zu groß, hilft mir eine gedankliche Reise zu einem meiner sicheren Orte. Wenn ich diese Übung mit Kindern oder Klienten mache, sage ich immer dazu: es kann ein fiktiver Ort sein oder ein realer, er kann jetzt oder in einer früheren oder späteren Zeit spielen, im Hier oder anderswo. Alles ist erlaubt. Ich habe mehr als einen Ort, weil ich manchmal Wärme und Geborgenheit und dann wieder Kühle, Frische und Weite brauche. Für beide Orte habe ich alle meine Sinne aktiviert. Ich bin in Gedanken immer wieder durchgegangen, was ich an diesem Ort sehe, höre, rieche, schmecke, fühle. Durch die häufigen Wiederholungen haben sich die Sinneseindrücke gut verfestigt in meinem Gehirn. Und wenn ich den Ort zur Abschirmung vor der Welt brauche, helfen mir diese Sinneseindrücke. Denn mein Gehirn ist multimodal beschäftigt, ich komme raus aus meinen Stress- und Grübelschleifen und nehme einfach nur wahr.

Ein Sechstklässler, mit dem ich diese Übung in einer Projektwoche zu »Stressfitness« gemacht habe, teilte seinen sicheren Ort mit den anderen: Er sagte, er läge am Strand, es wäre Nacht und er könne die Sterne über sich sehen. Und dann: »Ich war noch nie am Meer.« Das hat dieses Bild für mich fast noch wertvoller gemacht. Meine Orte enthalten immer ein Wasserelement – rein, frisch, beruhigend. Mal sitze ich an einem großen Waldsee, mal bade ich in einem Pool und das Wasser kühlt mich von der Hitze des Tages.

Skills – Sinne wohlig, Sinne hart

Skillstraining habe ich in einer Klinik kennengelernt. Hierbei üben Patienten, ihr Stresslevel einzuschätzen und ihm durch einen starken Sinnesreiz entgegenzuwirken. Dafür suchen sie den Wahrnehmungskanal, auf dem sie am besten zu erreichen sind: sehen, hören, fühlen, riechen oder schmecken.

Bei einer niedrigen Schwelle wählt der oder die Betroffene, die geschmacklich geprägt ist, eine softe Maßnahme, etwa einen Lieblingsgeschmack wie Minze. Wird die Anspannung sehr stark, braucht es einen sehr starken Gegenreiz, zum Beispiel Wasabi oder Chili.

Das Gleiche lässt sich auch für das Fühlen praktizieren. Zum Beispiel wird Betroffenen empfohlen, sich mit einem Gummiband am Handgelenk zu flitschen oder sich selbst zu kneifen. Wichtig ist, dass die Konzentration in dem Moment auf den Gegenreiz gelenkt wird, denn dann treten ein Trigger oder ein hohes Stress- oder Erregungslevel in den Hintergrund.

Man kann viele Optionen ausprobieren: Duftöle, Ammoniak-Riechstäbchen aus der Apotheke, Akkupressurarmband oder -ring, Nagelbrett, Sport wie zum Beispiel Boxen, Zitrone, CenterShock-Kaugummis, Brause, Chili-Bonbons, Antistressball, Knetgummi, Igelball etc.

Wer seine persönlichen Skills gefunden hat, packt sie am besten in eine kleine Notfallbox, die einen festen Platz im Haushalt oder einer Tasche bekommt.

Sinne spüren

Wie schon unter meinen Naturausflügen beschrieben, hat mir die Konzentration auf meine Wahrnehmung immer sehr geholfen, Negativgedanken zu verdrängen. Was spüre, rieche, schmecke, sehe und höre ich? Und was kann ich tun, um mir durch meine Sinne gute Gefühle zu schenken? Ein früherer Coach hatte mit mir einen Test gemacht, mit dem er herausgefunden hat, dass ich ein visuell-kinästhetischer Typ bin, also besonders gut auf die Sinne Sehen und Fühlen anspreche. Der Großteil der Menschen ist visuell geprägt, ein kleinerer Teil auditiv und ein noch kleinerer Teil kinästhetisch, Kombinationen sind möglich. Neben dem Sehen und Fühlen sind auch die Sinne Riechen und Schmecken sehr stark bei mir ausgeprägt. Ich habe mir Listen gemacht mit Aktivitäten, die meine einzelnen Sinne positiv belohnen: Ein Parfum, das mich mit seinem Duft an eine liebe Freundin erinnert; ein fröhliches Lied, das mir mein Sohn einmal vorgespielt hat; der Geruch von Sonnenmilch mit seinen Sommerurlaubsassoziationen; ein warmes Bad mit Knisterperlen; eine Thaimassage mit Duftöl; zartes Fell streicheln; der Geruch von Holzfeuer; … Ich übte eine ganze Weile, diese Sinnesbegleiter bewusst einzusetzen, um mich in einen positiven Gemütszustand zu bringen, und es gelang mir immer besser. Heute habe ich mein kleines Set an bevorzugten Sinnesbegleitern und kann sie dosieren, je nach Bedarf. Und der ist umso größer, je schlechter es mir geht.

Einkaufen ohne Reizüberflutung

Hochsensible Menschen kennen das, auch wenn sie gesund sind: Ich habe seit dem Ausbruch der Depression vor zehn Jahren leider Schwierigkeiten, in größeren Märkten oder Geschäften einzukaufen, da ich durch die große Auswahl und die vielen Eindrücke sehr schnell reizüberflutet bin und innerlich abbaue: Das Herz beginnt zu rasen, der Atem geht schnell, ich zittere, bin fahrig und unkonzentriert, kann einzelne Elemente in meinem Umfeld nicht mehr wahrnehmen oder unterscheiden, habe eine Aversion gegen andere Menschen, Geräusche und Gerüche, bekomme Gänsehaut, meine Knie werden weich, mir wird heiß, ich bekomme Schweißausbrüche, habe Atemnot, möchte nur noch flüchten, werde aber gleichzeitig sehr müde und muss mich setzen. Manchmal wird eine ausgewachsene Panikattacke draus. So macht Einkaufen keinen Spaß.

Meine Wocheneinkäufe habe ich deshalb an einen Online-Händler »outgesourct«, aber ich weiß auch: Ich muss mich der Situation ab und zu aussetzen, um nicht in eine absolute Vermeidung zu kommen und meine Angst zu füttern. Was ich mir angeeignet habe, um in Einkaufssituationen besser klarzukommen: Ich wähle einen Tag, an dem ich recht stabil bin. Ich wähle eine Uhrzeit, zu der die Geschäfte möglichst leer sind. Ich mache mir vorher genaue Gedanken oder Listen, was ich benötige und wo ich es finden kann – wenn es sich um einen bekannten Supermarkt handelt, liste ich die Artikel in der Reihenfolge, in der ich die einzelnen

Abteilungen im Laden vorfinde, um möglichst schnell durchzukommen ohne großes Hin und Her. Ich ziehe mir eine Kapuze über, vielleicht auch einen Schal. Ich stecke Kopfhörer rein – entweder Noise Cancelling Ear Buds oder aber Kopfhörer, mit denen ich einen Podcast oder ein Hörbuch höre, um mich auf diese eine Sache konzentrieren zu können und mich nicht in den vielen Artikeln und Produkten zu verlieren. Ich wähle nach Möglichkeit eine Selbstscanner-Kasse, sodass ich keine Interaktion mit anderen Menschen habe. Ich zahle mit Karte, auch hier spare ich mir die Interaktion der Rückgeldgabe. Steigt der Puls, atme ich ganz bewusst ruhig ein und aus. Wenn mir heiß wird, sorge ich für Abkühlung, indem ich meine Jacke öffne oder eine meiner Schichten ausziehe – und zwar schnell, denn sonst steigt Panik auf. Wenn es gar nicht geht, setze ich mich hin oder lasse meinen Einkaufswagen stehen, gehe kurz raus, um mein Gehirn abzukühlen und gehe danach wieder mit mehr Ruhe rein und beende den Einkauf. Kurzum: Ich schirme mich ab und mache es mir so leicht wie möglich, damit es nicht zu einer Reizüberflutung kommt.

Und weil das nicht jeden Tag möglich ist, habe ich zu Hause immer einen Vorrat an Haferflocken und H-Milch, an Knäckebrot und Butter, an Nudeln und Tomatensoße. So habe ich in schlechten Zeiten schon mehrere Tage überbrücken können, bevor ich mich wieder vor die Tür gewagt habe oder der Einkaufsdienst kam.

Wenn ich bei meinem Partner bin, geht er für uns einkaufen. Diesen Service genieße ich sehr und ich freue mich immer über den Überraschungseffekt, was wohl in der Kiste ist.

Ordnung und Klarheit im Außen

Je mehr Chaos in meinem Kopf herrscht, desto mehr brauche ich Ordnung und Klarheit in meiner Umgebung. Aufräumen hat mir zum Beispiel immer geholfen. Ich habe nie viel geschafft, aber jeden Tag eine kleine Ecke, das gab mir das Gefühl, Kontrolle wiedererlangt zu haben, wenigstens ein bisschen. Außerdem genoss ich die Ruhe, die das aufgeräumte Zimmer ausstrahlte – im Vergleich zum Alltagsklimbim, der vorher herumlag. Die Dinge bekamen ihren festen Platz. So wie ich mir dringend einen festen Platz für mich wünschte. Auch Ausmisten war immer eine willkommene Beschäftigung.

> — Je mehr ich aussortierte, desto leichter fühlte ich mich.

Ich gab alte Kleidung in die Altkleidersammlung, mistete Küchenutensilien aus und gab auch sie an das Rote Kreuz oder andere Hilfsorganisationen. Es war die Erleichterung der Dinge, aber auch das gute Gefühl, vielleicht jemandem geholfen zu haben. Ich brauchte nicht fünf Schneidebretter, drei waren immer noch viel.

Needing less

Überhaupt stellte ich fest, dass es mich sehr zufrieden machte, weniger Dinge zu besitzen und zu brauchen. Ich hatte zuvor in der Modebranche gearbeitet, wo sich Mitarbeitende zu jeder Saison neu einkleideten, teils sogar auf die Gefahr hin, dass sie sich verschuldeten. So konsumorientiert war ich nie gestrickt, aber auch mein Kleiderschrank war voller geworden in den acht Branchenjahren. Nachdem ich kräftig ausgemistet hatte, kaufte ich nichts nach. Über mehrere Jahre ersetzte ich nur, wenn etwas kaputtging und ich fühlte mich damit sehr wohl. Morgens eine Auswahl zu treffen, was ich anziehen würde, lief nach einem einfachen Schema: ich zog immer die Oberbekleidung vom Vortag an, es sei denn, ich hatte sie in die Wäsche getan. Dann nahm ich das oberste Teil im Schrank. Alles andere überforderte mich. Zwar trug ich immer die gleiche Kleidung, aber diese Einfachheit machte mein Leben ein Stück weit erträglicher. Es fühlte sich auf diese Weise beherrschbarer an. Auch kaufte ich keine Dekoration oder Kosmetikartikel. Ich hatte genug. Ich kaufte nur nach, wenn etwas zur Neige ging, Shampoo etwa.

Nach einigen Jahren einer »Askese der Dinge« fühlte ich mich gesettelter. Ich wusste ganz sicher, dass ich bleiben wollte in meinem Leben. Und so erlaubte ich mir, wieder Kleidung zu kaufen. Oder Kosmetik. Oder kleinen Modeschmuck. Es tat mir gut, mein Äußeres zu pflegen und »etwas für mich zu tun«, selbst wenn es Eitelkeit bedeutete. Ich spürte mein

Selbstbewusstsein wieder mehr. Ich hatte an manchen Tagen Freude daran, Make-up aufzulegen, mir etwas Hübsches anzuziehen.

Wofür ich weiterhin Geld ausgab, waren gebrauchte Bücher. Und Wein. Das hatte ich früher schon so gehandhabt. Wenn in meinem Studienjahr in Italien monatlich mein Stipendium bar ausgezahlt wurde, kaufte ich immer ein Buch und eine Flasche Wein, die ich zuvor vier Wochen lang akribisch ausgesucht hatte. Das war mein Geschenk an mich selbst gewesen. Ich behielt es bei, wenn auch nicht monatlich, eher in der Richtung: »Für beides sollte immer Geld übrig sein.«

Als meine Mutter 2021 starb, stand ich an ihrem Grab und versprach ihr, gut für mich und ihren Enkel, also meinen Sohn, zu sorgen. Und ich gab mir laut die Erlaubnis, glücklich zu sein. Das war ein mächtiger Entschluss. Für mich zumindest. Die nachfolgenden Wochen dachte ich plötzlich viel offener darüber nach, welche Wünsche, die man mit Geld kaufen konnte, ich wohl hätte, wenn alles möglich wäre. Einen Urlaub mit meinem Sohn. Den machten wir auch und wir hatten eine tolle Woche an der niederländischen Küste zusammen. Außerdem kaufte ich ein knallrotes Kleid und ein Paar hammerhohe Schuhe. Beides sind bis heute Symbole von Luxus, von gesunder Freiheit und von gewähltem Glück im Leben. Ein rotes Kleid und hohe Schuhe, dafür benötigt man einen guten, selbstbewussten Tag und eine schöne Gelegenheit – und sei es ein Restaurantbesuch mit dem Liebsten. Auch wenn ich sie nicht »brauche«, ich besitze und trage sie liebend gerne. Mit Stolz, am und mitten im Leben zu sein.

Ich denke, ich habe mein gesundes Maß an Besitz gefunden – wenig, aber nicht asketisch. Dazu mag ich mein rotes Kleid zu gern.

FÜR
PATHOLOGISCH
DEPRESSIVE
UND SOLCHE, DIE
FÜRCHTEN,
ES ZU
SEIN
ODER ZU
WERDEN

Depression oder nur schlecht drauf?

Im Folgenden werde ich die Kriterien einer Depression nach dem internationalen Kriterienkatalog ICD-10 noch einmal näher erläutern. Sollten Sie befürchten, krank zu sein oder zu werden, sollten Sie in jedem Fall einen Arzt aufsuchen, denn wie bereits erwähnt, ersetzt dieses Buch keinen Arzt- oder Therapeutenbesuch und natürlich kann und darf eine Diagnose nur dort gestellt werden.

Die Diagnose einer depressiven Störung nach ICD-10 gilt dann als erfüllt, wenn mindestens zwei (bei einer schweren Episode drei) der unten gelisteten Hauptsymptome über eine Phase von wenigstens 14 Tagen bestehen.

Zu den Hauptsymptomen zählen:

- gedrückte, depressive Stimmung
- Interessenverlust, Freudlosigkeit
- verringerter Antrieb mit erhöhter Ermüdbarkeit (oft schon nach kleinen Anstrengungen) und Aktivitätseinschränkung

Zusatzsymptome sind folgende:

- verringerte Konzentration und Aufmerksamkeit
- vermindertes Selbstwertgefühl und Selbstvertrauen

- Gefühle von Schuld und Wertlosigkeit
- negativer und pessimistischer Blick in die Zukunft
- Suizidgedanken, erfolgte Selbstverletzung oder Suizidhandlungen
- Schlafstörungen
- verminderter Appetit

Je nach Anzahl der erfüllten Haupt- und Zusatzsymptome unterscheidet der ICD-10 drei Schweregrade:

- F32.0: leicht (zusätzlich zu den Hauptsymptomen zwei Zusatzsymptome)
- F32.1: mittelgradig (zusätzlich zu den Hauptsymptomen drei bis vier Zusatzsymptome)
- F32.2: schwer (zusätzlich zu den Hauptsymptomen mindestens vier Zusatzsymptome)
- Für Dysthymien (F34.1), das bedeutet eine über mindestens zwei Jahre anhaltende leichtere depressive Störung, ist keine nähere Unterscheidung des Schweregrads vorgesehen.[52]

Außerdem gibt es die Unterscheidung zwischen monophasischem (Einzelphase) und rezidivierendem/chronischem Verlauf. Dazu gibt es noch Mischformen mit Manie, zum Beispiel die bipolare Störung, bei der sich Hochphasen und Tiefphasen abwechseln. Auch hier gibt es unterschiedliche Ausformungen und Schweregrade.

Diese Kriterien sind die Grundlagekriterien. Daneben wird ein Arzt oder Psychotherapeut immer tiefergehende Gespräche zur Diagnoseabklärung führen. Außerdem gibt es weitere Diagnose- und Abgrenzungskriterien, zum Beispiel zur Beurteilung von Psychosen, Persönlichkeitsstörungen, Angststörungen, familiärer Vorbelastung, Selbsteinschätzung usw. Spätestens an diesem Punkt ist deutlich, dass es mit einer Selbstdiagnose nicht getan ist, sondern die Diagnose in die Hände von Fachleuten gelegt werden sollte.

In einer psychischen Krise

Sollte eine psychische Krise vorliegen, kann man

- den eigenen Haus- oder Facharzt aufsuchen oder anrufen,
- Kontakt mit einer Klinik mit psychiatrischer Abteilung aufnehmen,
- den Kontakt zum ärztlichen (psychiatrischen) Bereitschaftsdienst suchen (bundesweite Telefonnummer: 116 117),
- oder sich an ein Hilfs- bzw. Beratungsangebot für akute Krisensituationen wenden (Adressen siehe Abschnitt »Wo Sie professionelle Hilfe bekommen«, S. 241).

Im Notfall gilt: sofort handeln. Bei einer Selbst- oder Fremdgefährdung in einer psychischen Krisensituation (vor allem bei Suizidgefahr oder Gefährdung Außenstehender), sollte man sofort einen psychiatrischen Notdienst, den Rettungsdienst (112) oder die Polizei (110) verständigen.

Eine Information, die mir für den absoluten Notfall sehr geholfen hat, weil ich – auch aus Rücksicht auf mein Umfeld –

tendenziell Hemmungen habe, das große Blaulichtaufgebot zu bestellen: man kann sich ein Taxi rufen, das einen in die nächstgelegene psychiatrische Klinik fährt – sollte man auf die Schnelle kein Geld eingesteckt haben, werden die Fahrtkosten von der Klinik beglichen. Das sollte sicherlich kein Normallfall sein, aber die Vorstellung, dass ich zum Beispiel vor den Augen von Kindern mit dem Rettungswagen mitgenommen werde, war etwas, das mich in der Möglichkeit, Hilfe zu rufen, stark eingeschränkt hätte. Die Sorge um andere stand mir da einfach zu sehr im Wege, so naiv das auch sein mochte. Die Taxi-Option dagegen konnte ich mir problemlos vorstellen und somit war das ein gedankliches Sicherheitsnetz – das ich glücklicherweise nie nutzen musste. Doch allein das Wissen darum war mir immer eine große Hilfe.

Was zu tun ist, wenn Suizidgedanken einsetzen

Suizidalität ist ein wichtiges und zugleich für viele Menschen schwieriges Thema. Ich selbst habe zum einen viel Eigenerfahrung mit dem Symptom und dies auch intensiv in Therapien bearbeitet, sodass ich für mich gelernt habe, wie ich es jeweils für mich einstufen muss und wie ich darauf reagiere. Außerdem habe ich im Laufe der Jahre sehr viele Fachartikel gelesen und mit Behandelnden auf einer inhaltlichen Ebene gesprochen, um zu lernen, mehr Sicherheit zu erlangen und anderen das Thema auf beiden Ebenen – der Betroffenen- und der medizinischen Ebene – begreifbar zu machen. Das habe ich immer wieder angewendet, um meinen Liebsten, später auch Betroffenen und Angehörigen einen Zugang zu ermöglichen, der ihnen den Umgang damit erleichtert. Meine Liebsten zum Beispiel wissen, wann ich alleine zurechtkomme, wann ich ihre Hilfe brauche und was im Notfall zu tun ist. Mitpatienten waren plötzlich erleichtert, als sie ihre Schuldgefühle gegen ein tieferes Verständnis des grundlegenden Entstehungsmechanismus eintauschen konnten. Und auch Angehörige waren froh, Suizidalität besser zu verstehen und vor allem zu wissen, wie sie reagieren können.

Die folgenden Informationen sind unter anderem mithilfe der Websiteangebote der Organisationen Stiftung Deutsche Depressionshilfe und Freunde fürs Leben[53] zusammengestellt, zusätzlich stützte ich mich auf den »Intensivkurs Psychiatrie und Psychotherapie«[54] sowie den Vortrag »Grundlagen der Suizidprävention« der Rhein-Mosel-Akademie[55] und werde zudem meine eigenen wichtigsten Lernerfahrungen ergänzen.

Allgemeine Zahlen, Daten, Fakten:

- Die Weltgesundheitsorganisation schätzt, dass sich pro Jahr etwa 700 000 Menschen weltweit das Leben nehmen, es geschehen also im Schnitt 1918 Suizide täglich.
- »Im Jahr 2023 haben sich deutschlandweit 10 304 Menschen das Leben genommen. Damit sterben in der Bundesrepublik mehr Menschen durch Suizid als durch Verkehrsunfälle, Drogen, Mord und HIV zusammen.«[56] Die Suizidzahlen sind mit rund 10 000 in den letzten zehn Jahren auf etwa konstantem Niveau. »Der Langzeittrend zeigt jedoch eine deutliche Abwärtsbewegung.«[57] Fünfhundert dieser Todesfälle betreffen Jugendliche und junge Erwachsene. »Etwa alle 57 Minuten nimmt sich in Deutschland ein Mensch das Leben. Etwa alle 5 Minuten, schätzen Fachleute, versucht es jemand.«[58]
- Zwei Drittel aller Suizide werden von Männern, besonders älteren Männern, verübt. Da sie häufiger zu härteren Suizidmethoden greifen, können sie weniger oft gerettet werden als Frauen, so die Vermutung darüber, weshalb sich die Zahlen so stark unterscheiden.
- Die Anzahl der Suizidversuche wird auf 15- bis 20-mal so hoch geschätzt als die tatsächlichen Suizide. Besonders junge Frauen sind gefährdet, einen oder mehrere Suizidversuche zu unternehmen.
- Die meisten Suizidanten haben an einer psychiatrischen Erkrankung gelitten (90 %): dabei ist insbesondere die Depression zu nennen. »Etwa 60 % der Menschen, die Suizid begehen, hatten eine schwere Depression«, so Freunde fürs Leben. Lieb und Frauenknecht schreiben: »So erfolgen 40–70 % aller Suizide im Rahmen einer Depression, und 20–60 % der an einer depressiven Störung Erkrankten unternehmen einen

Suizidversuch. Etwa 2,2 % der depressiv erkrankten Personen versterben durch Suizid, wobei die Rate bei zumindest einmal hospitalisierten Patienten mit 4 % höher liegt. Bei Patienten, die wegen Suizidalität mindestens einmal hospitalisiert wurden, liegt die Suizidmortalität bei 8,6 %.«[59] Erhöhtes Suizidrisiko ist auch mit Schizophrenie und Suchterkrankungen verbunden. Die Stiftung Deutsche Depressionshilfe leitet daraus ab, dass die erfolgreiche Behandlung der psychiatrischen Erkrankung die beste Suizidprävention darstellt.

- Kritische äußere Ereignisse, die große Hoffnungslosigkeit auslösen, wie etwa Beziehungskonflikte und Trennungen, Schulden, Arbeitslosigkeit oder chronische Erkrankungen, können suizidale Handlungen auslösen. Allerdings sind in diesen Fällen nicht die äußeren Umstände alleiniger Grund für Suizide. Der Großteil der Menschen verarbeitet derartige Schicksalsschläge, ohne suizidales Verhalten zu entwickeln. So belegen wissenschaftliche Studien auch keinen Zusammenhang von Suiziden und Arbeitslosigkeit oder dem Vorhandensein einer schweren somatischen Erkrankung.
- Die allermeisten Menschen, nämlich 95 %, die einen Suizidversuch überleben, bereuen diesen im Nachhinein und nehmen sich nicht das Leben. 1978 untersuchte der US-Amerikaner Richard Seiden die langfristige Entwicklung von 515 Menschen, die im letzten Moment vom Sprung von der Golden Gate Bridge zurückgehalten worden waren.[60] Der Forscher konnte zeigen, dass sich nach 26 Jahren lediglich 4,8 % das Leben genommen hatten. Die Schlussfolgerungen daraus: 1. Ein Suizidversuch ist ein vorübergehender Zustand. 2. Überlebt man diesen, hat man große Chancen, ins Leben zurückzufinden – so wie das 95 % der Personen aus Seidens Studie gelang.[61]

Allgemeine Fakten zur Behandlung:

- Suizidalität ist einer der häufigsten psychiatrischen Notfälle[62] und ist zugleich durch nicht medikamentöse Methoden sowie bei Bedarf durch Medikamente kurzfristig gut behandelbar.

- Äußerungen über Suizidalität sollten von Behandelnden immer ernst genommen werden und es wird eine sofortige Krankenhausaufnahme ohne Wartezeit ermöglicht.
- Unter »Garantenpflicht (§13 StGB)« versteht man die Verpflichtung von Mitarbeitenden in psychiatrischen Einrichtungen, Menschen in suizidalen Krisen Hilfe zu leisten, da sie eine besondere Verantwortung zur Abwendung gesundheitlicher Schäden haben. Darin eingeschlossen sind auch eventuell anzuwendende Zwangsmaßnahmen oder die enge Beobachtung in einer geschützten Station, zum Beispiel bei mangelnder Absprachefähigkeit des oder der Betroffenen.
- Der Notarzt, der ambulante oder stationäre Psychiater bzw. Psychotherapeut wird, wenn ein Patient Äußerungen darüber tätigt, dass er oder sie nicht mehr leben möchte, ein tieferes Gespräch führen, in dem anhand eines klar vorgegebenen Frageasters abgetastet wird, ob der oder die Betroffene Suizidgedanken, -absichten oder -handlungen hegt. Aus einer Befragung durch den Behandelnden (NGASR-Skala) und einer Selbsteinschätzung des Patienten in Form einer Rating-Skala wird gemeinsam im Behandelndenteam in einem Konsensverfahren eine Einschätzung über die akute Suizidalität erstellt (Suicide Status Form II_G nach Jobes, David A[63]).[64]

Für Betroffene:
Suizidgedanken sind erst einmal »nur« ein Lösungsvorschlag des Gehirns für eine gefühlt unlösbare, unerträgliche Situation – das kann ein Firmenbankrott sein, aber auch starke Gefühle von Ohnmacht, Hoffnungslosigkeit und Verzweiflung. Unser Gehirn ist dafür gemacht, Lösungen zu suchen. Wo eine Situation ausweglos erscheint, schlägt es – leider – diesen Weg vor.

Im Notfall 112 wählen!
Dem Notarzt erzählen Sie Ihre Situation und er wird geeignete Maßnahmen vorsehen.

- Als Betroffener möchte man in der Regel nicht sterben, man möchte nur nicht weiter leiden müssen. Man möchte, dass es aufhört, unendlich wehzutun. Das ist ein großer Unterschied, der sich in dem Moment aus Betroffenensicht nur vielleicht nicht so anfühlt. Die behandelnde Person kann Mittel und Wege finden, um den Druck gemeinsam langfristig oder aber im Akutfall durch Medikamente mit sofortiger Wirkung zu reduzieren (s. u.).
- Gerade wenn diese Gedanken zum ersten Mal auftreten, können sie Betroffenen große Angst bereiten. Doch nur weil man sich vorstellt, sich das Leben zu nehmen, wird man nicht zwangsläufig auch zum Suizidanten. »Achtzig Prozent aller Bundesbürger:innen haben schon einmal mit dem Gedanken gespielt, sich umzubringen. Bis zu einem gewissen Grad sind diese Gedanken normaler Bestandteil des Lebens und weisen nicht unbedingt auf suizidales Verhalten hin. Aber anhaltende Suizidgedanken sind ein Warnzeichen.«[65] Es ist also wichtig, sich bewusst zu machen, ob man einen flüchtigen, auch wieder verschwindenden Gedanken oder einen konkreten Plan im Kopf hat.
- Sollte man einen konkreten Plan vor Augen haben oder sogar schon Vorkehrungen getroffen haben, ist das Risiko für einen Suizid stark erhöht. In einem solchen Fall ist das direkte Gespräch mit einer professionellen Kraft absolut notwendig.
- Oft gehen die akuten Suizidgedanken nach einiger Zeit – Stunden oder Tagen – auch wieder vorbei und die betroffene Person gewinnt neuen Lebensmut. Daher ist es wichtig, Zeit zu gewinnen. In dieser Zeit sollte man nach Möglichkeit nicht alleine sein und sich im Notfall Hilfe suchen.
- Je nach Belastungssituation, die, wie oben beschrieben, durch medizinisches Personal evaluiert wird, werden unterschiedliche und für die Situation adäquate Maßnahmen ergriffen. Diese können von einem Anti-Suizidvertrag zwischen Patientin und Behandelndem bis zu sofortiger Überwachung im geschützten Bereich einer Psychiatrie und der Gabe von Medikamenten wie Benzodiazepinen oder Ketamin reichen. Zur Erläuterung: Ein Anti-Suizidvertrag legt einen konkreten

Zeitraum fest, für den die Betroffene zusagt, sich nicht das Leben zu nehmen. Außerdem werden durchgängige Beobachtung und/oder engmaschige Rücksprachen vereinbart (je nach Risikograd alle 15 Minuten, täglich oder in anderen Abständen). Auf diese Weise begleitet der Behandelnde die Patientin durch die schwere Phase.

- Die Stiftung Deutsche Depressionshilfe und Suizidprävention formuliert es so: »Das Wichtigste bei akuter Suizidalität ist, nicht alleine in der aussichtslos erscheinenden Situation zu bleiben, sondern sich trotz oft vorhandener Scham- und Schuldgefühle einer anderen Person anzuvertrauen.« Das kann ich aus eigener Erfahrung nur unterstreichen, denn mir haben die vielen Gespräche mit meinen Behandelnden sehr geholfen, Entlastung zu finden, keine Übersprungshandlung zu begehen und darauf hinzuarbeiten, dass der Suiziddruck weniger und ich wieder stabil wurde.
- Hat man starke Suizidgedanken, ist es nicht hilfreich, sich gedanklich damit zu beschäftigen, wen man alles enttäuscht und zurücklässt im Falle eines Suizids, das erhöht nur die eigenen Schuldgefühle und damit den Druck. Der Fokus sollte auf das gerichtet sein, was man in naher und ferner Zukunft erleben möchte: Sommerregen, das Heranwachsen der eigenen Kinder, den nächsten bunten Herbst, die Aufführung vom Chor am Wochenende, das Blühen des Rhododendrons im Garten etc. Ziele setzen, selbst ganz kleine, ist besser, als sich noch mehr Druck und Angst zu machen.
- In Zeiten, in denen es Ihnen besser geht, ist es sehr wertvoll, sich einen Notfallplan mit den wichtigen Schritten und Ansprechpartnern anzufertigen sowie eine Liste, warum es sich zu kämpfen lohnt und wofür Sie weiterleben wollen. Der Blick auf das Positive ist ganz elementar als Gegengewicht für eventuellen Suiziddruck.

Für Angehörige, Freunde, Außenstehende

- Die Annahme, dass Menschen, die von Suizid reden, diesen NICHT begehen, ist FALSCH. Die meisten Suizidanten haben

- Suchen Sie für bzw. gemeinsam mit dem Betroffenen professionelle Hilfe. Das kann bei einem niedergelassenen Hausarzt, Psychiater oder Psychotherapeuten sein, in einer Klinik oder nachts in der psychiatrischen Notfallambulanz oder beim ärztlichen Notdienst. Ihre Rolle ist es, dem anderen zu zeigen, dass Sie für ihn da sind, Verantwortung übernehmen und ihn zum Arzt oder in die Klinik begleiten.
- »Wenn ein Mensch unmittelbar von Suizid bedroht ist, er aber in keiner Weise mehr über ein Gespräch erreichbar und nicht bereit ist, gemeinsam Hilfe aufzusuchen, so sollte zu seinem Schutz der Notarzt verständigt werden.«[66] Lassen Sie die betroffene Person nicht alleine, bis der Notarzt da ist und Sie ihm die Situation schildern konnten.

ihre Tat vorher angedeutet oder ankündigt. »In acht von zehn Fällen kündigt der Betroffene seine Suizidabsichten vorher an«, so Freunde fürs Leben. Das bedeutet also, derartige Äußerungen sind immer ernst zu nehmen. Dies gilt insbesondere, wenn er oder sie große Hoffnungslosigkeit geäußert hat, zum Beispiel »es hat ja doch alles keinen Sinn mehr«, »es muss jetzt was passieren«, »irgendwann muss Schluss sein«.

- Ein weiteres Warnsignal ist es, wenn Betroffene ihre Angelegenheiten ordnen und/oder Abschied nehmen. So »verschenken sie zum Beispiel Wertgegenstände, setzen ihr Testament auf oder verabschieden sich von Freunden und Verwandten. Wer fest zum Suizid entschlossen ist, wirkt oft ruhiger, gefestigter und weniger verzweifelt. Die Mitwelt kann zu dem trügerischen Schluss kommen, es gehe mit der-/demjenigen endlich wieder aufwärts.« (Stiftung Deutsche Depressionshilfe 2023)

– Darf man, auch als Laie, eine Betroffene ansprechen, wenn man die Vermutung hat, dass er oder sie Suizidgedanken hegt? Ja, unbedingt. Es gibt keine Statistik, die belegt, dass Menschen, die sich anvertrauen, sich danach erst recht das Leben nehmen. Im Gegenteil. Sich zu öffnen zu diesem Tabuthema kann enorm entlastend sein. Dabei kann man auch nichts falsch machen. Dafür eine Menge richtig.
– Was sagen? Sagen Sie, dass Ihnen die andere Person am Herzen liegt und dass Sie sich Sorgen um sie machen. Fragen Sie konkret nach, ob er oder sie Suizidgedanken oder -pläne hat. Teilen Sie ruhig Ihre Betroffenheit mit: »Es tut mir sehr leid, dass es Dir so schlecht geht.« Bieten Sie Hilfe an: »Was kann ich jetzt im Moment tun, damit es Dir besser geht?« Machen Sie ruhig konkrete Angebote: »Darf ich Dich in den Arm nehmen?/Soll ich einen Krankenwagen rufen?/Sollen wir einfach gemeinsam hier sitzen?«
– Und dann richten Sie die Aufmerksamkeit auf das Gute: wenn der Suiziddruck groß ist, hilft es nicht, sich vorzustellen, welchen Schaden man anrichtet, welche Lücke man durch den Suizid hinterlässt – das erhöht nur unnötig die ohnehin schon immensen Schuldgefühle. Besser ist es, sich auf das Positive zu konzentrieren, wofür es sich zu leben lohnt. Hierbei können auch Angehörige helfen und gemeinsam diese kleinen und großen Pläne und Wünsche abfragen und umsetzen. Das ist nicht leicht, denn die Depression gilt als Erkrankung, die es Betroffenen unmöglich macht, sich eine Zukunft vorzustellen. Daher dürfen die Ziele auch klein sein.
– Was Suizid für Angehörige bedeutet, formuliert die Stiftung Deutsche Depressionshilfe sehr deutlich: »Einen nahestehenden Menschen durch Suizid zu verlieren, gehört zu den schmerzlichsten Erfahrungen, die ein Mensch machen kann.« Neben dem plötzlichen Verlust sind für Hinterbliebene häufig offene Fragen im Raum wie »Warum?« und auch »Was hätte ich tun können, um das zu verhindern?«. »Von einem Suizid sind etwa sechs Menschen – Angehörige, Freund:innen, Bekannte – direkt betroffen, die oftmals kaum wissen, wie

sie weiterleben können«, so Freunde fürs Leben. Daher ist es besonders wichtig, sich als Trauernde in einem solchen Fall Hilfe zu suchen. Eine Liste möglicher Anlaufstellen habe ich Ihnen weiter hinten im Buch zusammengestellt (S. 250).

- Ich empfehle auch die Lektüre des Gesellschaftsmagazins Dummy Nr. 66 aus dem Frühjahr 2020: »Mit diesem Thema müssen wir leben: Selbstmord.«[67] Das Themenmagazin beleuchtet Suizid aus Sicht von Betroffenen, Hinterbliebenen und Helfenden. Zwei besondere Artikelempfehlungen sind der Bericht eines Überlebenden: »I will survive« von Kevin Junk und »Einen zum Reden« von David Leon Vajda, der eine Schicht bei der TelefonSeelsorge begleitet.
- Ein Hinweis zur Wortwahl: Statt »Selbstmord« sollte das Wort »Suizid« genutzt werden, denn Mord ist ein Wort aus der Rechtssprache und bezeichnet ein Verbrechen, was dem Betroffenen eine vermeintliche Schuld aufdrückt. Ein Suizid jedoch ist rechtlich gesehen kein Verbrechen und es liegen auch keine Mordmerkmale vor. Weshalb das Magazin Dummy seine Ausgabe »Mit diesem Thema müssen wir leben: Selbstmord« genannt hat, erläutert die Redaktion im Heft und distanziert sich zugleich von dem Begriff.

Neben den oben genannten Erfahrungen habe ich einige sehr individuelle gemacht:

- Wenn es bei mir wieder einmal soweit ist, dass Suizidgedanken aufkommen, kann ich heute besser annehmen, dass das Gefühl nur ein Gefühl ist und die Gedanken auch wieder weiterziehen werden. Dass nicht ich dieser Gedanke bin, sondern dass diese Gedanken kommen und gehen, eben als Vorschlag des Gehirns, um von vermeintlich unerträglichen Gefühlen erlöst zu werden.
- Ich versuche erst einmal, allein zurechtzukommen und darin bin ich inzwischen sehr geübt: Ich mache Atem- und Imaginationsübungen, versuche mich abzulenken mit Hörbüchern, Podcasts oder Fernsehen. Wenn das nicht hilft, nehme ich meine ärztlich verordnete Notfallmedizin, ein Beruhigungs-

mittel. Und wenn ich damit immer noch nicht zurechtkomme, suche ich mir externe Hilfe.

- Ich weiß inzwischen, dass es in solchen Situationen für mich leichter ist, mich an professionelle Hilfe zu wenden als an private, denn bei »meinen Lieben« habe ich immer ein schlechtes Gewissen wegen diesen furchtbaren Gedanken. Ich möchte ihnen ja keine Angst machen oder sie überfordern. Insbesondere bei meiner Mutter hatte ich diese Hemmungen. Dann würde ich es nur schöner reden, als es ist, und letztlich ist dann weder mir noch meinem Gegenüber geholfen. Ich nehme also stattdessen Kontakt zu meiner ambulanten Therapeutin auf, falls es in ihre Arbeitszeit fällt. Alternativ habe ich Zugang zu einem Notfallzimmer eines Vereins für psychisch Kranke, oder ich lasse mich vorsichtshalber einweisen in eine psychiatrische Klinik bzw. weise mich selbst ein, wenn der Weg über den ambulanten Arzt zu umständlich ist in der Situation. Ich weiß aber ganz sicher, dass Hilfe da ist und ich sie nutzen darf. Allein dieses gedankliche Sicherheitsnetz meines Notfallplans hat mich oft davor bewahrt, ihn tatsächlich nutzen zu müssen.
- Die einzelnen Eskalationsstufen und die entsprechenden Ansprechpartner mit Telefonnummern habe ich in meinem Notfallplan notiert, den ich immer in meinem Portemonnaie habe (siehe unten, S. 223).
- In schlechten Phasen meide ich besondere Trigger, die Suizidgedanken in mir auslösen können: Brücken, Bahngleise, Suizidberichte etc. Auch horte ich keine Medikamente o.Ä. und ich meide Alkohol. Ich achte also gut auf mich.
- Oft treten die ganz tiefen Löcher abends auf. Wenn der Tag schlechte Erfahrungen gebracht hat. Und wenn zugleich die Kraft des Tages weg ist. Und meistens hilft mir der Schlaf der Nacht dann schon, dass es am Folgetag etwas besser, etwas leichter ist. Erst einmal braucht es dann nur das: »ein bisschen besser, ein bisschen leichter.« An diesen Tagen sehr früh ins Bett zu gehen, kann eine gute Idee sein – Stichwort »Zeit gewinnen«.

Prophylaxe: Notfallplan, Tagesplan

Innerhalb meiner Therapien und Krankenhausaufenthalte habe ich immer wieder einen Notfallplan erstellt bzw. aktualisiert, den ich stets im Portemonnaie dabeihabe. Darauf unterscheide ich drei Stufen einer Krise.

IN STUFE 1 kann ich mich kaum zu etwas aufraffen, selbst Duschen und Anziehen fallen mir schwer. Es geht es mir mental schlecht, meine Stimmung ist depressiv und schwer zu ertragen. Erste Suizidgedanken kommen auf, die mir einreden, dass es erleichternd wäre, die schweren und traurigen Gefühle nicht mehr spüren zu müssen. Was tun? Ich suche das Gespräch zu privaten Kontakten. Ich lenke mich ab mit Hörbüchern, Podcasts, Serien oder Filmen. Notfallmedizin ist angeraten.

IN STUFE 2 befinde ich mich schon einige Stunden in Stufe 1, die Gedanken werden immer verzweifelter, mein Unterbewusstsein will mich glauben lassen, dass es nie wieder besser wird, dass ich die nächsten Jahre keine Kraft mehr zum Kämpfen habe. Mein Gehirn geht mögliche Suizidabläufe akribisch durch. Es kann zu Selbstverletzungen kommen. Was tun? Sobald Stufe 2 erreicht ist, helfen mir private Gespräche wie schon beschrieben nicht mehr, weil ich den Menschen, die mir nahestehen, nicht Angst und Sorge um mich bereiten möchte. Sage ich die ganze Wahrheit, habe ich das Gefühl, mein Gegenüber trösten zu müssen. Sage ich die abgeschwächte Wahrheit, ist mir das Gespräch auch keine rechte Hilfe. Diese Erkenntnis hat einige Monate gebraucht – denn auch hier steht mir meine Rücksichtnahme anderen gegenüber eher im Weg. Die Lösung ist, dass ich bereits in Stufe 2 professionelle Hilfe in Anspruch nehme. Dort finden sich die Kontaktdaten meiner Psychotherapeutin, der TelefonSeelsorge, des Bereitschaftsarztes/-ärztin des nächstgelegenen psychiatrischen Krankenhauses, das Notfallzimmer eines psychiatrischen Vereins. Nicht immer nehme ich Kontakt auf, oft helfen meine Notfallmedikation, die zwei beschriebenen Ablenkungen und vor allem das Wissen darum, dass und welche Ansprechpartner ich in Stufe 2 habe.

IN STUFE 3 befinde ich mich in einem Zustand, in dem ich Sorge habe, meine Suizidimpulse nicht mehr kontrollieren zu können. Diese Phase habe ich bisher nur ganz am Anfang der Erkrankung und später im stationären Rahmen erlebt. Viele meiner Hilfestellungen in den Stufen 1 und 2, meine regelmäßigen Ketamininfusionen und alle im Buch beschriebenen Maßnahmen helfen mir, die Tiefphasen bereits vorher abzuschwächen. Sollte Stufe 3 dennoch wieder eintreten: Was tun? Diese Stufe bedeutet eine sofortige Einweisung ins Krankenhaus, dort finden sich also die Kontaktdaten meines Hausarztes, Psychiaters, des ärztlichen Bereitschaftsdienstes, des Notrufs, eines Taxiunternehmens sowie zweier psychiatrischer Krankenhäuer mit unterschiedlichen Schwerpunkten.

Außerdem habe ich auf dem Notfallplan meine Privatkontakte notiert, die im Notfall benachrichtigt werden sollen. Diese Information trage ich auch immer als Notfallkontakt auf einer separaten Karte in meinem Portemonnaie, sodass ich sie einem Notarzt bzw. im Krankenhaus auch abgeben könnte, um Angehörige informieren zu lassen.

Der Plan kommt immer dann zum Tragen, wenn ich merke, dass ich instabil werde oder wenn äußere Ereignisse eintreten, die mich ggf. destabilisieren könnten. Dann hole ich ihn vor, gehe jeden einzelnen Schritt durch und verinnerliche ihn mir. Je nach Situation verständige ich auch meine Erstansprechpartner, wie zum Beispiel meine Psychotherapeutin, dass ich in eine solche Phase rutsche und dass ich die nächsten Tage engeren Kontakt halte. All das hilft, mein Sicherheitsnetz fest unter mir zu spüren und die Angst vor einer Eskalation und Ohnmacht abzuschwächen.

Wenn die Destabilisierung droht, mache ich mir auch einen Tagesplan. Darauf sind nur die Basics verzeichnet. Dinge also, die im normalen Zustand völlig selbstverständlich sind, die aber in der Krise leicht aus dem Blick geraten können:

- ausruhen: schlafen, ruhen, Pausen machen
- gesund und maßvoll essen
- bewegen: dehnen, spazieren, Rad fahren, schwimmen
- gute Momente sammeln: liebe Menschen treffen oder sprechen, Atmosphäre schaffen, Glücksmomente suchen
- mir etwas Gutes tun: Massage, Sonnenbank
- Erwartungen und Druck drosseln: Fachbücher weglegen, Aufträge wenn möglich ruhen lassen
- angenehme Aktivitäten: lesen, malen, Hörbuch oder Podcast hören, Serien oder Filme schauen

Also die Grundzutaten des achtsamen Lebens. Sie helfen mir, mich wieder auf das Wesentliche und Positive zu konzentrieren, immer wieder, mehrmals am Tag.

Wie sieht der Psychiatrie-Alltag aus?

Ich hatte ehrlich gesagt keine Vorstellung davon, wie es in einer Psychiatrie aussieht, welche Menschen ich dort treffen würde und wie ein typischer Tagesablauf aussieht. Weil es mir geholfen hätte, vorab ein paar meiner Vorurteile zu klären, versuche ich, hier meine Eindrücke zu beschreiben. Zunächst: Eine Psychiatrie ist keine Irrenanstalt. Sie ist ein Krankenhaus für Menschen mit psychischen Erkrankungen. Die meisten Patienten und Patientinnen sind also Menschen wie Du und ich, haben ein Päckchen zu tragen, das sie in dem Moment nicht alleine tragen können.

Es gibt Kliniken für reine Psychiatrie, andere sind auf das Zusammenspiel von Körper und Psyche spezialisiert, die sogenannten psychosomatischen Kliniken. Außerdem gibt es noch Reha-Kliniken für psychische oder psychosomatische Erkrankungen. Eine Klinik für Psychiatrie oder Psychosomatik kümmert sich um Akutbehandlungen und rechnet in der Regel mit den Krankenkassen ab, eine Reha-Klinik kümmert sich um den Aufbau nach einer Akutbehandlung bzw. um eine Entlastung und rechnet mit der Rentenkasse ab.

In einer psychiatrischen Klinik gibt es meist unterschiedliche Abteilungen und Stationen mit verschiedenen Schwerpunkten: die Gerontopsychiatrie kümmert sich um die Behandlung psychiatrischer Erkrankungen im Alter, die Kinder- und Jugendpsychiatrie ist meist ein gesonderter Bereich, die Allgemeinpsychiatrie hat unterschiedliche Stationen, zum Beispiel für Patienten mit Psychosen, Depressionen, Traumata, Suchterkrankungen oder mit Persönlichkeitsstörungen. Außerdem gibt es eine Akutstation, die in der Regel eine geschützte Station ist, also abgeschlossen. Dies kann auch auf andere Stationen zutreffen, je nach Schweregrad der dort behandelten Erkrankungen und einer eventuellen Gefährdung der Patienten und Patientinnen für sich selbst oder andere. Diese Unterteilung führt dazu, dass auf der eigenen Station spezialisierte Fachkräfte arbeiten und auch die Patienten im Umfeld ähnliche Krankheitsbilder aufweisen. Letzteres kann sehr hilfreich sein, denn der Austausch und das Lernen untereinander haben hohe Effekte bei der Genesung.

Der Vollständigkeit halber sei erwähnt: Ein gesonderter Bereich ist eine eventuell vorhandene forensisch-psychiatrische Abteilung. Dort sind Straftäter, die von einem Gericht aufgrund ihrer psychischen Erkrankung als nicht oder vermindert schuldfähig befunden wurden, im Maßregelvollzug untergerbacht. Diese Abteilung ist nicht nur geschützt, sondern zusätzlich mit hohen Mauern und Stacheldraht abgesichert. Eine Vermengung zwischen dem forensischen und nicht forensischen Bereich gibt es nicht.

In einer allgemeinpsychiatrischen, nicht geschützten Station sieht der Tages- und Wochenablauf in der Regel wie folgt aus:

Morgens zwischen 7:00 und 8:00 Uhr werden die ca. 20–25 Patienten in ihren 1- bis 2-Bett-Zimmern durch Stationspersonal geweckt, kurz darauf finden die Medikamentenausgabe sowie ein gemeinsames Frühstück statt. Ggf. werden Patienten vorher zur Blutabnahme, Pulsmessung oder zum Wiegen gerufen. Im Anschluss gibt es zum Beispiel eine Befindlichkeitsrunde (»Wie haben Sie geschlafen, wie ist Ihre Stimmung?«) oder ein Aktivierungsprogramm mit Spaziergang oder Kneipp-Kur. Dann beginnen die Therapien, die in der Regel bis zum Nachmittag gehen und durch ein gemeinsames Mittagessen unterbrochen werden. Zwischen Therapieende und Abendessen haben die Patienten meist Gelegenheit, im Patientenzimmer oder aber in Gemeinschaftsräumen zu entspannen. Auch besteht die Möglichkeit, nach Absprache mit dem ärztlichen und pflegerischen Personal das Klinikgelände zu verlassen für einen Spaziergang, Besorgungen oder eine Verabredung mit Besuch in einem Café.

Denn anders als in somatischen Krankenhäusern dürfen die Patienten von Gästen oder Mitpatienten nicht auf ihrem Zimmer besucht werden. Dazu stehen die Gemeinschaftsräume und manchmal ein Besucherraum (für alle Patienten der Station) zur Verfügung. Da ist es oft angenehmer, einmal rauszukommen und etwas anderes als die Klinikräume zu sehen.

Die Therapien sind eine Mischung aus solchen Einheiten, an denen alle Patienten teilnehmen und solchen, die individuell für einzelne Patienten ausgesucht werden. Die wöchentliche Visite oder das wöchentlich stattfindende Einzeltherapiegespräch sind meist für jeden Patienten vorgesehen, ebenso wie mehrmals wöchentliche gemeinsame Ergotherapie. Je nach Krankenhaus sind folgende Angebote individuell oder aber für die gesamte Patientengruppe festgelegt: Gruppentherapie, Entspannungsverfahren wie Meditation oder Progressive Muskelentspannung, Sport-, Arbeits-, Tanz-, Musik- oder Kunsttherapie, Psychoedukation, soziales Kompetenztraining, Skillstraining, Kommunikationstraining usw. Die Tage sind also recht voll. Ich habe viele der Therapien sehr gerne gemacht, habe Hilfreiches gelernt, habe viel über mich gelernt, habe in den Therapien Kontakte zu Mitpatienten geknüpft, aus denen teils jahrelange Verbindungen erwachsen sind. Ich musste mich nur immer erst darauf einlassen – sobald mir das aber gelungen war, habe ich auch profitieren können. Nur wenn ich merkte, dass mir eine Therapieform gar nichts brachte, bat ich bei der Visite darum, aus dem entsprechenden Kurs rausgenommen zu werden. Das ist während der drei Klinikaufenthalte aber nur einmal passiert, nämlich bei der Psychoedukation Depression in der dritten Klinik – nach so vielen Jahren der Fachartikel- und Fachbuchrecherche, Behandlung und Eigenerfahrung brachte mir die Grundeinführung in das Thema schlicht nichts Neues und ich habe mich gelangweilt. Die Zeit konnte ich also besser nutzen, befanden auch die Ärzte. Es ist also völlig okay, derartige Wünsche zu äußern.

An den Wochenenden haben Patienten nach einer Eingewöhnungsphase und nach Absprache mit dem ärztlichen Personal meistens die Möglichkeit, für einen Tag oder sogar eine Nacht nach Hause zu gehen. »Belastungserprobung« wird das genannt und dient dazu, das in den Therapien Gelernte auch im heimischen Umfeld anzuwenden. Was nach Heimaturlaub klingt, hat zwei Seiten: das große Glück, Privatsphäre und seine Familie zu genießen, aber auch die Erschöpfung, die mit dem im

Vergleich zum Stationsalltag weniger strukturierten Leben einhergeht. Ich persönlich habe diese Auszeiten immer sehr genossen und habe nach Möglichkeit jede Minute ausgekostet, die ich im Privaten und mit meinen Lieben haben konnte.

Der Aufenthalt in einer psychiatrischen Klinik ist von der Länge her nicht zu vergleichen mit dem in einer somatischen Klinik, denn er dauert ca. 6–12 Wochen. Das ist eine sehr lange Zeit. Kürzere, aber auch längere Aufenthalte sind möglich. Eine Zeit, in der teilweise eine ganze Jahreszeit vergeht und in der man sein Zimmer und Bad mit fremden Personen teilt. Umso wichtiger ist es, es sich so angenehm wie möglich zu machen. Fotos und Souvenirs von zu Hause, gemütliche Kleidung wie Kuschelsocken, ein gutes Kissen etc. All diese Kleinigkeiten können helfen, sich ein Stück wohler zu fühlen. Als Introvertierte fiel mir besonders schwer, auf Rückzugsmöglichkeiten und meine Privatsphäre zu verzichten. Oropax für die Nacht, gute Kopfhörer, ein paar Hörbücher oder Bücher, eine heruntergeladene Serie auf einem Tablet und viele Spaziergänge haben mir schließlich meine Auszeiten und Abgrenzung ermöglicht. Ein tolles Gefühl ist es, auf der Station Post oder sogar Pakete von Freunden und Familie zu erhalten. Sie sind immer ein Lichtblick gewesen für mich. Man darf seine Lieben also ruhig dazu ermutigen und meistens sind die Menschen froh, einen Beitrag dazu leisten zu können, dass es einem besser geht.

Alles in allem kann ich sagen: Vor einem Aufenthalt in einer Psychiatrie muss man keine Angst haben. Man ist freiwillig dort. Man bekommt Unterstützung und eine sichere Umgebung. Man bekommt Raum und Zeit für die eigene Genesung. Und man bekommt Kontakt zu Mitbetroffenen.

Überblick über ärztliche und therapeutische Hilfe

In diesem Abschnitt beschreibe ich die Aufgaben der folgenden Berufsgruppen, damit Sie wissen, wer Ihr Ansprechpartner für was genau ist:

- Allgemeinmediziner (Hausarzt)
- Psychiater
- Psychotherapeut (unterschieden nach Ausbildungsweg): Facharzt für Psychotherapie, Psychologischer Psychotherapeut, Psychotherapeut
- Psychologe
- Heilpraktiker für Psychotherapie

HAUSARZT Der Hausarzt ist häufig ein erster Ansprechpartner im Gesundheitssystem. Fachverbände begrüßen, dass sich die Aus- und Fortbildung der Hausärzte in Bezug auf Depressionen in den vergangenen Jahrzehnten stark verbessert hat. Ein Allgemeinmediziner kann unter anderem durch Befragung des Patienten eine Diagnose stellen, durch (Blut-)Tests erste Ursachen ermitteln und ggf. ausschließen, Medikamente verschreiben, eine Arbeitsunfähigkeitsbescheinigung ausstellen und zum Facharzt oder in eine Klinik überweisen.

Gut zu wissen: Ursachen für eine Depression können zum Beispiel ein Vitamin-D-Mangel oder eine Unterfunktion der Schilddrüse sein. Beides lässt sich in einer Hausarztpraxis per Bluttest diagnostizieren und durch Gabe von Vitamintabletten bzw. Medikamenten behandeln. So sind es vor allem milde Verläufe und/oder klar abzugrenzende körperliche Ursachen, bei denen ein Hausarzt direkt Abhilfe schaffen kann. Liegt ein komplexerer Fall vor, wird er dem Patienten die weiteren Behandlungsmöglichkeiten aufzeigen.

PSYCHIATER Ein Psychiater hat eine allgemeinärztliche Universitätsausbildung sowie eine zusätzliche Facharztausbildung im Bereich Psychiatrie durchlaufen. Manchmal kommen weitere Facharztausbildungen hinzu, zum Beispiel im Bereich der Neurologie oder der Psychotherapie. Ein Psychiater ist Experte für die Diagnostik und Behandlung sämtlicher psychiatrischer Erkrankungen – von A bis Z. Er darf Rezepte für Medikamente oder Therapieformen ausstellen sowie Arbeitsunfähigkeitsbescheinigungen und Einweisungen in Kliniken. Nur selten bieten Psychiater mit Zusatzausbildung Psychotherapie in Deutschland auch Gesprächstherapien an, denn der Bedarf an Psychiatrie-Fachkräften ist einfach größer als das Angebot. Ein Psychotherapiegespräch dauert in der Regel 50 Minuten. In dieser Zeit kann ein Psychiater zwischen drei und 20 Psychiatriepatienten psychiatrisch versorgen.

PSYCHOTHERAPEUT In Deutschland gibt es unterschiedliche Ausbildungswege, um Psychotherapeut zu werden. Die drei wichtigsten:

1. **Der Facharzt bzw. die Fachärztin in Psychotherapie** hat die Facharztausbildung Psychotherapie absolviert, die im Anschluss an eine allgemeinärztliche Universitätsausbildung erfolgt. Diese wird häufig kombiniert mit der Facharztausbildung Psychiatrie oder Neurologie. Als Arzt darf der Behandelnde zum Beispiel Medikamente und Arbeitsunfähigkeitsbescheinigungen ausstellen. Es stellt

sich allerdings das Problem der Verfügbarkeit – nur wenige Ärzte mit dieser Ausbildung bieten tatsächlich auch Psychotherapiesitzungen an, denn der Bedarf ist (siehe voriger Abschnitt) größer als das Angebot. Eine Person dieser Gruppe darf sich »ärztlicher Psychotherapeut« nennen.

2 **Ein Psychologischer Psychotherapeut** hat die mehrjährige und kostenpflichtige Aufbauausbildung Psychologische Psychotherapie abgeschlossen nach bereits erfolgtem Abschluss eines Psychologiestudiums. Dies ist die größte Gruppe unter den Psychotherapeuten. In Abgrenzung zu einem Facharzt bieten sie ausschließlich Gesprächstherapien in Einzel- oder Gruppensetting an. Es steht in der Diskussion, ob Psychologische Psychotherapeuten zukünftig Arbeitsunfähigkeitsbescheinigungen ausstellen dürfen oder nicht. Dafür spricht, dass sie die Belastungssituation ihrer Patienten durch den intensiven Kontakt häufig sehr gut einschätzen können. Diskussionen, ob sie zum Beispiel Medikamente wie Antidepressiva verschreiben dürfen, wurden mangels einer allgemeinärztlichen Ausbildung und der Notwenigkeit, Neben- und Wechselwirkungen kennen zu müssen, abgelehnt.

3 **Ein direktes Studium der psychologischen Psychotherapie** gibt es erst seit dem Wintersemester 2020/21 und wurde in der Reform der Psychotherapeutenausbildung geregelt. Damit wird auch der Begriff »Psychotherapeutin bzw. Psychotherapeut« als Berufsbezeichnung festgelegt (vorher Psychologischer Psychotherapeut). Nach Abschluss von Bachelor (3 Jahre) und Master (2 Jahre) folgt eine Prüfung, die mit der Approbation abschließt. Darauf folgt eine psychotherapeutische Weiterbildung, die auch mit der kassenärztlichen Abrechnungsoption in Zusammenhang steht.

PSYCHOLOGE Ein Psychologe bzw. eine Psychologin hat das Studium der Psychologie abgeschlossen. Allerdings hat er oder sie nicht zwangsläufig auch klinische Psychologie als Schwerpunkt, sondern kann in seinem Studium ggf. den Schwerpunkt Arbeits-, Organisations- und Wirtschaftspsychologie gewählt haben, also ein Feld, das von psychischen Erkrankungen weit entfernt sein kann. Psychologinnen und Psychologen sind erst einmal nicht für die therapeutische Behandlung von Patienten ausgebildet, allerdings kann es sein, dass Psychologen, die in der praktischen Phase ihrer Ausbildung zum Psychologischen Psychotherapeuten sind, Patienten und -gruppen betreuen dürfen, zum Beispiel in Universitäts- oder Landeskliniken. Zudem arbeiten Psychologen auch häufig in der Krisenintervention oder in Beratungsstellen, wo sie Betroffenen Hilfestellung geben. Im Zweifel kann man immer nachfragen, welches Fachgebiet der- oder diejenige hat und wie die Person einem selbst als Betroffenen helfen kann.

HEILPRAKTIKER FÜR PSYCHOTHERAPIE Hier ist Vorsicht geboten, denn diese Ausbildung unterscheidet sich deutlich von den drei universitären Wegen eines Psychotherapeuten. Die Bezeichnung »Heilpraktiker« setzt nämlich kein Studium voraus, ist im Verhältnis stark verkürzt und nicht vergleichbar mit einer umfassenden medizinischen oder psychologischen Ausbildung. Dieser Typus Therapeut darf bei leichten bis mittelschweren Depressionen unterstützen, zum Beispiel durch die Gabe von Johanniskraut, ist aber nicht berechtigt, schwere Depressionen zu behandeln, Medikamente zu verabreichen o.Ä. Die Behandlung wird nicht von der Krankenkasse übernommen, sondern muss privat bezahlt werden.

Arten von Gesprächstherapie

Grundsätzlich unterscheidet man vier Arten von Gesprächstherapie:[68]

- (kognitive) Verhaltenstherapie
- tiefenpsychologisch fundierte Therapie
- psychoanalytische Therapie
- systemische Therapie

Welche Therapieform die geeignetste ist, hängt von mehreren Faktoren ab: Art der Erkrankung, Lebenssituation und persönlichen Vorlieben der jeweiligen Patientin. Auch die Dauer der Behandlung kann stark variieren. Wie gehen die einzelnen Therapieformen vor?

(Kognitive) Verhaltenstherapie

Die (kognitive) Verhaltenstherapie basiert auf dem Motto »Hilfe zur Selbsthilfe« und geht davon aus, dass jegliches Verhalten erlernt und nicht angeboren ist – und demnach auch verändert werden kann. Nach einer Analyse von Problem- und Verhaltensmustern folgt der Aufbau von alternativen positiven Verhaltensweisen, die der Patient im Alltag umsetzt. Diese Therapieform wird unter anderem eingesetzt bei: Angststörungen, Depressionen, Ess- und Zwangsstörungen, Schizophrenie, sexuellen Funktionsstörungen, Suchterkrankungen und psychosomatischen Störungen.

- Sitzungen pro Woche: in der Regel 1
- Dauer der Therapie: 12–80 Sitzungen

Tiefenpsychologisch fundierte Therapie

Die tiefenpsychologisch fundierte Therapie, auch »Dynamische Psychotherapie« genannt, basiert auf der Annahme, dass innere Konflikte, die auf negativen Erfahrungen beruhen, psychische Krankheiten hervorrufen und aufrechterhalten. Die Aufarbeitung erfolgt in Etappen. Mögliche Anwendungsbereiche sind: Depressionen, Angststörungen, emotional instabile Persönlichkeitsstörung vom Typ Borderline und posttraumatische Belastungsstörung.

- Sitzungen pro Woche: in der Regel 1–2
- Dauer der Therapie: 12–100 Sitzungen

Psychoanalytische Therapie

Die psychoanalytische Therapie ist eine Langzeittherapie von zwei bis drei Jahren. Sie beruht auf der Annahme, dass Konflikte und Erlebnisse der Kindheit zur Krankheit geführt haben oder diese aufrechterhalten, indem sie unbewusste Muster im Fühlen, Denken und Handeln, aber auch die Grundeinstellung zu sich selbst beeinflussen. Die Therapie zielt darauf ab, das Unbewusste bewusst zu machen. Die Psychoanalyse wird vor allem bei psychischen Erkrankungen eingesetzt, die schon lange bestehen oder einen Ursprung in der Kindheit haben – etwa bei Depressionen, Angststörungen, Anpassungsstörungen, Persönlichkeitsstörungen, Zwangsstörungen und psychosomatischen Erkrankungen.

- Sitzungen pro Woche: in der Regel 2–3
- Dauer der Therapie: 12–300 Sitzungen

Die systemische Therapie

Die systemische Therapie basiert auf dem Motto »Eine gestörte Psyche ist Ausdruck eines gestörten Systems.« Der Patient oder die Patientin steht also mit seinen/ihren Beziehungen im Zentrum und die Kernfrage lautet, wie diese dazu beitragen, dass die psychische Erkrankung auftrat und aufrechterhalten wird. Sie wird unter anderem bei Depressionen, Essstörungen, Schizophrenie, Sucht und psychosomatischen Erkrankungen eingesetzt.

- Sitzungen pro Woche: in der Regel 1
- Dauer der Therapie: 12–80 Sitzungen

Es gibt noch eine ganze Reihe weiterer Formen und Unterformen von Therapien, ich denke aber, dass ein Überblick an dieser Stelle sinnvoller ist als Vollständigkeit.

Ich selbst habe im späteren Berufsleben eine systemische Coaching-Ausbildung an der Universität zu Köln gemacht, wodurch ich die Ansätze und Grundannahmen der Systemtherapie kennengelernt habe. Von Patientenseite her habe ich Erfahrung mit der Psychoanalyse und der kognitiven Verhaltenstherapie, dort auch noch einmal genauer mit der Schematherapie, die einen Blick sowohl in die Biografie des Patienten wirft, als auch konkrete Handlungsempfehlungen gibt, wie es die Verhaltenstherapie tut. Die reine Psychoanalyse hat sich für mich persönlich als weniger geeignet herausgestellt, da mir therapeutisches Feedback fehlte – der Therapeut hat in meinem Fall wenig Rückmeldung gegeben, was zwar ein typisches Merkmal der Psychoanalyse ist, aber mir haben umgekehrt die klaren Analysen und Handlungsperspektiven in der kognitiven Verhaltenstherapie bzw. Schematherapie viel mehr geholfen. Da ist jede Patientin, jeder Therapeut und jede Diagnose verschieden. Letztlich ist die Wahl der Therapie zwar wichtig, aber nicht alles entscheidend, denn viele Wege führen zum Ziel der Linderung. Sinnvoll ist es, sich im Vorfeld über die Spezialisierung zu informieren und in einem Erstkontakt telefonisch zu besprechen, ob Diagnose, Patientin und Therapeut »zueinander passen«. Und leider muss man auch sagen, dass eine völlig freie Wahl in Deutschland derzeit nicht gegeben ist aufgrund der fehlenden Therapieplätze. Bittere Wahrheit.

Therapie-resistente oder chronische Depression

Eine besondere Herausforderung für Betroffene und Behandelnde stellen therapieresistente und chronische Verläufe von Depressionen dar, doch auch in diesen Fällen gibt es weitere Behandlungsmöglichkeiten.

In etwa einem Drittel der Fälle ist eine Depression therapieresistent. »Von Therapieresistenz spricht man dann, wenn mindestens zwei Antidepressiva in ausreichender Dosierung, unter [ausreichend hohen] Plasmaspiegeln und für einen ausreichenden Zeitraum ohne Erfolg eingesetzt wurden.«[69]

Maßnahmen bei Therapieresistenz[70]

- Überprüfung der Plasmaspiegel mit entsprechender Dosisanpassung: Verstoffwechselt der Körper ein Medikament zu schnell oder treten Interaktionen mit anderen Medikamenten auf, besteht die Möglichkeit, dass das Medikament nicht stark genug dosiert ist, um die Blut-Hirn-Schranke zu überwinden, daher ist es wichtig, die Plasmaspiegel zu überprüfen und die Dosis ggf. zu erhöhen.

- Augmentierung, d. h. Verstärkung des Antidepressivums durch Lithium oder Quetiapin
- Verstärkung des Antidepressivums mit Schilddrüsenhormonen
- Gabe des Medikaments Tranylcypromin in hoher Dosierung
- Gabe von Ketamin – der genaue Wirkmechanismus ist bislang nicht erforscht. Aus meiner eigenen Erfahrung mit Ketamin als Infusionsgabe würde ich die Wirkung folgendermaßen beschreiben: Während die Infusion 40 Minuten läuft, erweitern sich die Wahrnehmung und das Denken, es kommen neue Perspektiven, Möglichkeiten und Lösungen auf, auch die Stimmung wird dadurch verbessert und ich verspüre einen erhöhten Antrieb. Außerdem wird der Suiziddruck abgeschwächt, der bei mir sonst mehrmals im Monat auftritt. Diese Wirkungen halten an, während die veränderten Sinneswahrnehmungen (lautere Töne, grelleres Licht usw.) und die teils auftretenden psychedelischen Nebenwirkungen unmittelbar nach der Infusion aufhören. Es gibt zahlreiche Ausschlusskriterien für Ketamin zu beachten, zum Beispiel Psychosen oder Sucht. Ketamin ist zugelassen als Nasenspray im stationären Rahmen seit 2019 und seit 2023 auch ambulant für Erwachsene mit schwerer Depression zur Behandlung einer aktuellen mittelschweren bis schweren Episode und seit Februar 2021 für den psychiatrischen Notfall. Es wird weltweit derzeit viel geforscht, u. a. in China zu den Wirkmechanismen oder in Neuseeland zu der besser verträglichen Darreichungsform als Tablette.[71] Daher wird auch die deutsche Gesetzgebung derzeit noch stetig angepasst, sodass in den kommenden Jahren hoffentlich eine flächendeckende und immer bessere Versorgung mit dem Medikament im psychiatrischen Einsatz gewährleistet wird. Obwohl Ketamin als Anästhesiemittel seit den 1960er Jahren zugelassen und erprobt ist, ist es Stand heute für Psychiatriepatienten an vielen Stellen noch mühsame Pionierarbeit, Zugang

zu dem Medikament zu bekommen. Ich selbst habe über Jahre internationale Studien für deutsche Ärzte zusammengestellt, die sich für das Thema interessieren, habe Fachpersonal vernetzt und von meinen Behandlungserfahrungen berichtet – immer in der Hoffnung, dass neben mir auch anderen Betroffenen geholfen werden kann.

- Wach- bzw. Schlafentzugstherapie
- Elektrokonvulsionstherapie (EKT) oder andere Stimulationsverfahren wie Magnetresonanztherapie. Bei der EKT wird unter Kurznarkose und einem Medikament zur Muskelentspannung durch die Zuführung von Strom auf eine oder beide Gehirnhälften kurzfristig ein generalisierter Krampfanfall ausgelöst. »Der genaue Wirkmechanismus der EKT ist bis heute unbekannt«, schreiben Lieb und Frauenknecht.[72] Aus meiner eigenen Erfahrung und den vielen Arztgesprächen, die ich dazu geführt habe, würde ich es so beschreiben: Die Synapsen im Gehirn werden befeuert und durch diese Generalaktivierung findet so etwas wie ein »Reset« statt, sodass Hirnareale, die zuvor überaktiv waren (zum Beispiel solche, die für Grübelgedanken zuständig sind) und solche, die vorher unteraktiv waren (zum Beispiel rationale Verarbeitung) sich in ihrer Aktivität normalisieren. Die EKT wird mehrfach, teils sogar regelmäßig ein Leben lang wiederholt. Es gibt viele Ausschlusskriterien und Nebenwirkungen, die es zu beachten gilt und eine EKT sollte nicht leichtfertig eingesetzt werden.
- Verstärkte psychosoziale Diagnostik und Therapie.

Etwa 15 % der Depressionen verlaufen in nur einer Episode, man spricht von einem monophasischem Verlauf. Polyphasische, also wiederholte Verläufe sind dagegen wesentlich häufiger, sie betreffen circa 60 % der Patienten und treten mit durchschnittlich vier Episoden auf. »Etwa 10–15 % der Patienten entwickeln einen chronischen Verlauf. Von einem chronischen Verlauf spricht man, wenn über mindestens zwei Jahre durchgängig die Kriterien einer depressiven Störung erfüllt sind.«[73]

Maßnahmen bei chronischem Verlauf

Ein spezielles Therapieverfahren für die Behandlung von chronischen Verläufen ist das sogenannte CBASP (Cognitive Behavioral Analysis System of Psychotherapy), eine Weiterentwicklung der Verhaltenstherapie. Ziel der Behandlung ist, Patienten Bewertungsfehler ihrer Umwelt bewusst zu machen und sie wieder zu zielgerichtetem Handeln zu befähigen. Besonders im Fokus steht dabei die Situationsanalyse, in der das unverzerrte Wahrnehmen von Verhalten, Konsequenz und Beziehungen trainiert wird.[74]

Auch die Verfahren zur Therapieresistenz (s. o.) können bei chronischen Verläufen zum Tragen kommen.

Wie im Einleitungskapitel (S. 12) beschrieben, habe ich persönlich zahlreiche Methoden ausprobiert. Was nicht funktioniert und zudem gravierende Nebenwirkungen hatte, war die Augmentierung mit Lithium sowie die EKT, die bleibende Zahnschäden bei mir verursacht hat. Jeder dieser erfolglosen Versuche hat meinen mentalen Zustand für einige Zeit massiv beeinträchtigt. Denn mit jeder Enttäuschung schwand meine Hoffnung auf Linderung und ich bekam Angst: »Was, wenn es nie mehr besser wird? Was, wenn ich es eines Tages nicht mehr schaffe, diesen Zustand auszuhalten?« Für mich war es wichtig, diese Phasen psychotherapeutisch eng begleiten zu lassen, um meinen Blick wieder auf meine Ressourcen und eventuelle weitere Behandlungsmöglichkeiten zu lenken. Was mir zum Beispiel geholfen hat, war die Erhöhung des Antidepressivums anhand des Plasmaspiegels bis zur maximalen Dosierungsempfehlung, auch von der Verstärkung des Antidepressivums mit Quetiapin profitiere ich sehr, die Gabe von Ketamin gibt mir einmal im Monat das, was ich »Rückenwind« nenne, also einen kleinen Aufschwung, der es mir ermöglicht, Kraft zu schöpfen für die nächste dunkle Phase. Auch Schlafentzug hat mir schon so manches Mal geholfen und die tiefgehende psychosoziale Diagnostik und Therapie begleitet mich von Anfang an. All diese Verfahren zu testen und auch dann durchzuhalten, wenn der Zustand schlecht ist, braucht enorm viel Geduld. Was ich mir in diesen Zeiten besonders klarmache: Ich möchte die Möglichkeiten für mich nutzen, ohne zu viel Hoffnung in einzelne Maßnahmen zu setzen oder mich zu überfordern. Und ich möchte Grenzen akzeptieren, ohne zu resignieren.

Wo Sie professionelle Hilfe bekommen

Unabhängig davon, ob Ihre Beschwerden leicht, mittel oder schwer sind: Es gibt unterschiedliche Unterstützungsangebote. Ich führe die wichtigsten weiter hinten in den Empfehlungen (S. 250) auf. Sie finden dort Anlaufstellen für Deutschland (S. 250), Österreich, die Schweiz und Liechtenstein (S. 252) sortiert nach Art der Hilfeleistung.

Recherchetipps

Die Krankheit zu verstehen, war für mich ganz elementar, deswegen eigne ich mir fortwährend Wissen über sie an. Es gibt immer wieder wertvolle Veröffentlichungen in Bild und Ton, die Forschung entwickelt sich täglich weiter. Um in der Informationsflut einen Überblick zu bekommen, habe ich Ihnen aus meiner Sicht wertvolle Quellen aufgeführt: Diese Bücher, Websites, Podcasts, Instagram Accounts und Apps finden Sie in den Empfehlungen (S. 253).

Hoffnung und Durchhaltevermögen

Nun kennen Sie 99 meiner 100 Anregungen und können sich diejenigen rauspicken, die für Sie sinnvoll erscheinen. Konzentrieren Sie sich lieber auf wenige und verfolgen diese konsequent, als eine möglichst große Anzahl im Blick zu halten. Sie werden mit der Zeit herausfinden, was Ihnen guttut, wo es Ihnen ähnlich geht wie mir – oder eben ganz anders.

Sammeln Sie Ihre positiven Erfahrungen. Trainieren Sie jeden Tag, und wenn es nur eine einzelne Anregung ist, die Ihnen gelingt. Schauen Sie auf das, was funktioniert, auf das, was Ihnen hilft, auf das, wofür Sie dankbar sind. Seien Sie eine Ultramarathonläuferin des Lebens. Und bei alledem: Geben Sie die Hoffnung und Ihr Durchhaltevermögen nie auf.

— Selbst im tiefsten Loch, in der schwärzesten Dunkelheit: Geben Sie niemals auf! Geben Sie niemals auf.

Ich wünsche Ihnen alles Gute!

Danksagung

Danke an meine Liebsten, die mich immer unterstützt haben und unterstützen, obwohl es durch die Krankheit sicherlich manchmal eine immense Geduld fordert. Allen voran Anton, Nazmi, Angelika, Uschi, Biene, Guido, Haaf, Ute, Patrick, Ellen, Jesper, Katrin, Dani und Wolfgang, Erich und Dagmar, Herbert und Christina, besonders auch an Gilla und Günter, die mich jeden Tag in meinen Gedanken begleiten und mir Mut machen. Danke meinen Lieben für all die schönen Momente, die Lebensfreude, die Liebe, die gemeinsamen Erinnerungen. Ohne Euch wäre ich nicht.

Danke an all meine Therapeut:innen, Ärzt:innen mitsamt ihren fürsorglichen Praxis- und Pflegeteams, die mich auf meinem Weg begleitet, mich viel gelehrt und mich immer wieder bestärkt haben, nicht aufzugeben. Besonderer Dank an S. Berthold-Asdonk, S. Prior, Dr. med. H. Brilla, Dr. med. F. Vogel und alle die, die mit mir den Pionier-Weg der Ketamin-Behandlung gegangen sind und immer noch gehen – Ihr Engagement ist einzigartig und mir eine große Hilfe, Dr. med. W. Kühn, Dr. med. F. G. Mathers, Dr. Dr. med. Dipl. Biol. Peter Tamme, Dr. med. H. Michels, Dr. med. C. Decher-Michels, Dr. med. R. Wendland, Dr. med. A. Fischer. Ohne Sie wäre ich nicht.

Danke auch an meine Mitpatient:innen und ihre Angehörigen, die meinen Weg mit begleiten und begleitet haben. Der Austausch mit Euch war und ist enorm wichtig für mich und ich habe Euch – manche auch über ihren Tod hinaus – fest in mein Herz geschlossen, besonders Theresa, Andrea, Michaela, Dagmar, Martin, Manisha, Fabi und Jan. Ohne Euch wäre ich nicht so weit gekommen.

Danke auch an die vielen Menschen, die mir jahrelang sagten: »Können Sie sich vorstellen, ein Buch darüber zu schreiben?« »Sie sollten ein Buch darüber schreiben!« »Du wirst ein Buch darüber schreiben.« So oder so ähnlich. Sie alle haben aus einer Idee einen Entschluss gemacht. Ohne Sie wäre dieses Buch nicht.

Zur Entwicklung der Rohzeilen zum fertigen Buch haben tolle Frauen durch ihre professionelle und wertschätzende Arbeit beigetragen, bei denen ich mich herzlich bedanken möchte, auf Verlagsseite vor allem bei Celestina Filbrandt für ihren Glauben an die Idee, Sabine Alvarado für die feine Korrekturfeder und Manuela Hunfeld für das exzellente Projektmanagement. Aber auch bei Rammiya Gottschalk, die mich sehr inspiriert mit ihrem großen Engagement für mehr Therapieplätze und psychologische Aufklärung sowie ihrem Geleitwort zu diesem Werk. Ohne Sie wäre dieses Buch nicht.

Und schließlich möchte ich Ihnen Danke sagen: Danke für Ihr Interesse an diesem Buch und Ihren Mut, Ihr Leben glücklich zu gestalten, ungeachtet der Umstände. Ohne Sie wäre dieses Buch nur Tinte auf Papier.

Quellen

1 https://www.youtube.com/watch?v=Gx532K38Bfc&ab_channel=TRUDOKU (abgerufen 06.07.2024).
2 Steinhöfel A. Rico, Oscar und die Tieferschatten. Hamburg: Carlsen; 2011.
3 Lieb K, Frauenknecht S (Hrsg.). Intensivkurs Psychiatrie und Psychotherapie. München: Elsevier; 2019: 212.
4 Lieb, Frauenknecht 2019: 212f.
5 Deutsche PsychotherapeutenVereinigung. Report Psychotherapie 2023. https://www.dptv.de/fileadmin/Redaktion/Bilder_und_Dokumente/Wissensdatenbank_oeffentlich/Report_Psychotherapie/DPtV_Report_Psychotherapie_2023.pdf (abgerufen 12.07.2024).
6 Deutsche PsychotherapeutenVereinigung. Report Psychotherapie 2023.
7 Deutscher Bundestag, Wissenschaftliche Dienste, Fachbereich: Gesundheit, Familie, Senioren, Frauen und Jugend (2022): »Wartezeiten auf eine Psychotherapie: Studien und Umfragen«. https://www.bundestag.de/resource/blob/916578/53724d526490deea69f736b1fda83e76/WD-9-059-22-pdf-data.pdf (abgerufen 16.07.2024).
8 Wengert J. Das lange Warten auf mehr Therapieplätze. ZDF; 2023. https://www.zdf.de/nachrichten/panorama/psychotherapie-bedarf-anstieg-warteplaetze-100.html (abgerufen 12.07.2024).
9 https://diga.bfarm.de/de (abgerufen 14.06.2024).
10 Freunde fürs Leben. »Zahlen und Fakten«. https://www.frnd.de/infos/zahlen-fakten/ (abgerufen 14.06.2024).
11 Basisdaten Psychische Erkrankungen. DGPPN (Stand: Januar 2023).
12 Richter D, Wall A, Bruen A, Whittington R. Is the global prevalence rate of adult mental illness increasing? Systematic review and meta-analysis. Acta Psychiatrica Scandinavica, 2019; 140(5), 393–407.
13 Tagesschau.de (26.12.2023). Mehr Krankheitstage wegen psychischer Probleme. https://www.tagesschau.de/inland/gesellschaft/krankheitstage-psychische-erkrankungen-100.html (abgerufen 12.07.2024).
14 Deutsche PsychotherapeutenVereinigung. Report Psychotherapie 2023.
15 Techniker Krankenkasse: Gesundheitsreport 2023 Arbeitsunfähigkeiten. https://www.tk.de/resource/blob/2146912/44b10e23720bf38c1559538949dd1078/gesundheitsreport-au-2023-data.pdf (abgerufen 12.07.2024).
16 Bundesministerium für Arbeit und Soziales. Bundesanstalt für Arbeitsschutz und Arbeitsmedizin, 2022; »Sicherheit und Gesundheit bei der Arbeit.« – Berichtsjahr 2022. Unfallverhütungsbericht Arbeit« https://www.bmas.de/SharedDocs/Downloads/DE/Arbeitsschutz/suga-bericht-2022.pdf?__blob=publicationFile&v=2 (abgerufen 12.07.2024).
17 Deutsche Rentenversicherung Bund. Rentenversicherung in Zeitreihen 2016, 98f.
18 Bundesministerium für Arbeit und Soziales. Bundesanstalt für Arbeitsschutz und Arbeitsmedizin, 2022; »Sicherheit und Gesundheit bei der Arbeit – Berichtsjahr 2022. Unfallverhütungsbericht Arbeit«.
19 Firth J, Siddiqi N, Koyanagi A et al. The Lancet Psychiatry Commission: a blueprint for protecting physical health in people with mental illness. The Lancet Psychiatry, 2019; 6(8), 675–712.
20 Statistisches Bundesamt. Todesursachen 2022. https://www.destatis.de/DE/Themen/Gesellschaft-Umwelt/Gesundheit/Todesursachen/_inhalt.html#sprg236448 (abgerufen 12.07.2024).
21 Statista (2024). Anzahl der Suizide in Deutschland im Vergleich zu ausgewählten Todesursachen bis 2023. https://de.statista.com/statistik/daten/studie/318378/umfrage/anzahl-der-suizide-in-deutschland-im-vergleich-zu-ausgewaehlten-todesursachen/ (abgerufen 12.07.2024).
22 Deutsche Depressionshilfe und Suizidprävention. Suizidalität. https://www.deutsche-depressionshilfe.de/

depression-infos-und-hilfe/depression-in-verschiedenen-facetten/suizidalitaet (abgerufen 12.07.2024).

23 Brieger P, Menzel S, Hamann J. Wird die Rolle von psychischen Erkrankungen beim Suizid überbewertet? Bundesgesundheitsblatt, Gesundheitsforschung, Gesundheitsschutz, 2022; 65(1), 25.

24 BundesPsychotherapeutenKammer. BPtK-Auswertung: Monatelange Wartezeiten bei Psychotherapeut*innen, 29.03.2021. https://www.bptk.de/pressemitteilungen/bptk-auswertung-monatelange-wartezeiten-bei-psychotherapeutinnen/ (abgerufen 14.06.2024).

25 Kopatzki, J, M'Barek Y, Vanessa V. Wir sind zur Therapie. Zeit Online, 2021; https://www.zeit.de/gesellschaft/2021–06/psychische-erkrankungen-therapie-depression-angststoerung-klinik-psychopharmaka-erfahrungen (abgerufen 14.06.2024).

26 Stahl S. »Das Kind in dir muss Heimat finden – Der Schlüssel zur Lösung (fast) aller Probleme«. München: Kailash, 2015.

27 Nova H. Zitat »on the backseat of my mind« aus dem Refrain des Songs »Widescreen« auf dem Album »Siren«, 1998.

28 https://www.sueddeutsche.de/gesundheit/psycholinguistik-die-sprache-der-depression-1.3857626; https://journals.sagepub.com/doi/full/10.1177/2167702617747074; https://link.springer.com/article/10.1007/s00278–022–00576-z (abgerufen 16.07.2024).

29 Lionni L. Frederick. Weinheim: Julius Beltz, 1967.

30 Lieb, Frauenknecht 2019.

31 https://einschlafen-podcast.de/ (abgerufen 16.07.2024)

32 https://www.apotheken-umschau.de/krankheiten-symptome/neurologische-erkrankungen/chronic-fatigue-syndrom-cfs-me-was-ist-das-745423-mehrseiter-2-symptome-und-diagnose-von-mecfs.html (abgerufen 12.07.2024).

33 Scheibenbogen C et al. CFS: Praktische Empfehlungen zur Diagnostik und Therapie. Ärzteblatt Sachsen, 2019; 9, 26–30.

34 https://daylio.net/.

35 Enders G. »Der Darm ist mein Schwarm« in Spiegel Online, 4.5.2024. https://www.spiegel.de/gesundheit/diagnose/darm-mit-charme-giulia-enders-ueber-darmprobleme-und-ihr-buch-a-966730.html (abgerufen 19.06.2024).

36 https://www.dge.de/wissenschaft/referenzwerte/wasser/ (abgerufen 16.07.2024)

37 Docter P. »Alles steht Kopf« Computeranimationsfilm. Originaltitel: Inside Out. Pixar, 2015.

38 Frederick DA, John HKS, Garcia JR et al. Differences in Orgasm Frequency Among Gay, Lesbian, Bisexual, and Heterosexual Men and Women in a U.S. National Sample. Archives of Sexual Behavior 47, 2018; 273–288. https://doi.org/10.1007/s10508–017–0939-z (abgerufen 28.06.2024).

39 Parianen F. »Herz, Hirn und Hormone: Wie Kortisol, Testosteron und Co. unser Leben steuern und warum sie besser sind als ihr Ruf.« Hamburg: Rowohlt Taschenbuch, 2023: 173.

40 Parianen F 2023: 169.

41 AOK (2022). »Darum ist regelmäßiger Sex gesund.« https://www.aok.de/pk/magazin/familie/liebe-sexualitaet/darum-ist-regelmaessiger-sex-gesund/ (abgerufen 28.06.2024).

42 Kreisman J, Strauss H. »Ich hasse Dich, verlass' mich nicht. Die Schwarz-weiße Welt der Borderline-Persönlichkeit«. München: Kösel, 2012.

43 Wikipedia: »Flow«. https://de.wikipedia.org/wiki/Flow_(Psychologie) (abgerufen 18.04.2024)

44 Oberberg Fachkliniken. »Pathologisches Grübeln: Belastend und schwer kontrollierbar«. https://www.oberbergkliniken.de/symptome/pathologisches-gruebeln (abgerufen 02.07.2024).

45 Lieb, Frauenknecht 2019: 250f

46 Eube A. »Mit ›Du hättest mich nur fragen müssen‹ betreten Männer ein Minenfeld.« In Iconist – Magazin der Welt, 2019. https://www.welt.de/iconist/iconista/article187903992/Mental-Load-Wenn-Muetter-und-Frauen-sich-ueberlastet-fuehlen.html (abgerufen 02.07.2024)

47 Pronova BKK. Mental Load: Die Aufgabenflut in deinem Kopf. https://www.pronovabkk.de/gesuender-leben/koerper-und-seele/mental-load.html (abgerufen 15.05.2023).

48 DocCheck. »Lethargie«. https://flexikon.doccheck.com/de/Lethargie (abgerufen 02.07.2024).

49 Stiftung Gesundheit. »Insomnie«. https://www.stiftung-gesundheitswissen.de/wissen/insomnie/hintergrund (abgerufen 15.05.2023).

50 Lieb, Frauenknecht 2019: 250f.

51 Rubenbauer A. Zitat »Der einzige Weg aus der Angst führt durch die Angst.« In: https://psychologie-journal.de/zitate/705/der-einzige-weg-aus-der-angst-fuehrt-durch-die-angst-alex-rubenbauer/ (abgerufen 12.07.2024).

52 Lieb, Frauenknecht 2019; Gelbe Liste: Depressionen. https://www.gelbe-liste.de/krankheiten/depression (abgerufen 04.07.2024).

53 www.frnd.de.

54 Lieb, Frauenknecht 2019.

55 Rhein-Mosel-Akademie. Grundlagen der Suizidprävention, 10.12.2014. www.rhein-mosel akademie.de.

56 Statista (2024). Anzahl der Suizide in Deutschland im Vergleich zu ausgewählten Todesursachen bis 2023. https://de.statista.com/statistik/daten/studie/318378/umfrage/anzahl-der-suizide-in-deutschland-im-vergleich-zu-ausgewaehlten-todesursachen/ (abgerufen 12.07.2024).)

57 ebd.

58 www.frnd.de.

59 Lieb, Frauenknecht 2019: 201.

60 Seiden RH. Where are they now? A follow-up study of suicide attempters from the Golden Gate Bridge. Suicide and Life? Threatening Behavior 1978; 8(4): 203–216.

61 Reisch T. Verzweiflung und Suizidalität. In: Psychiatrie und Neurologie 3/2020: 20–23. Abrufbar unter https://www.rosenfluh.ch/media/psychiatrie-neurologie/2020/03/Verzweiflung-und-Suizidalitaet.pdf (abgerufen 04.07.2024).

62 Lieb, Frauenknecht 2019.

63 Jobes DA. Suicide Status Form-II (SSF-II) German Version I. https://www.berner-buendnis-depression.ch/wp-content/uploads/2017/06/symp15_reisch_ssf.pdf (abgerufen am 22.05.2023).

64 Abderhalden C, Kozel B, Michel K. Strukturierte Einschätzung des Suizidrisikos: Instrumente und praktische Erfahrungen. Im Rahmen des 5. Pflegesymposiums »Pflege Hier, Heute und Morgen« LWL-Klinik Gütersloh, 23.06.2010.

65 www.frnd.de.

66 https://www.deutsche-depressionshilfe.de/depression-infos-und-hilfe/depression-in-verschiedenen-facetten/suizidalitaet (abgerufen 21.11.2024)

67 Dummy Magazin (Heft No. 66, Frühling 2020), https://dummy-magazin.de/hefte/66-selbstmord/ (abgerufen 16.07.2024).

68 Apotheken Umschau. »Welche Formen der Psychotherapie gibt es?« https://www.apotheken-umschau.de/therapie/therapiearten/psychotherapien-welche-es-gibt-wann-sie-helfen-832635.html#welche-formen-der-psychotherapie-gibt-es;
Focus Magazin. »Psychotherapie.« https://focus-arztsuche.de/magazin/therapien/psychotherapie-arten-und-kosten;
Mind Doc. »Was genau ist eine Psychotherapie?« https://minddoc.de/magazin/psychotherapie-verfahren/ (alle abgerufen 12.07.2024).

69 Lieb, Frauenknecht 2019: 220.

70 Angelehnt an Lieb, Frauenknecht 2019: 220.

71 Min Chen et al. Brain region–specific action of ketamine as a rapid antidepressant. Science385,eado7010(2024). DOI:10.1126/science.ado7010.
Glue, P., Loo, C., Fam, J. et al. Extended-release ketamine tablets for treatment-resistant depression: a randomized placebo-controlled phase 2 trial. Nat Med 30, 2004–2009 (2024). https://doi.org/10.1038/s41591-024-03063-x

72 Lieb, Frauenknecht 2019: 95.

73 Lieb, Frauenknecht 2019: 200f.

74 Lieb, Frauenknecht 2019: 218.

Sachverzeichnis

Empfehlungen von Ulrike Michels und Unterstützungsangebote

Anlaufstellen in Deutschland

Krisentelefone/-dienste

TelefonSeelsorge
0800/1 11 01 11
0800/1 11 02 22

Die TelefonSeelsorge ist eine Hilfseinrichtung mit 8000 ausgebildeten und überwiegend ehrenamtlichen Mitarbeitenden zur telefonischen Beratung von Menschen mit Sorgen und Krisen. Die Nummern sind rund um die Uhr, anonym und kostenfrei erreichbar. Außerdem bietet die Telefonseelsorge auch eine Chat-Beratung. Ich habe irgendwann einmal zur Probe angerufen, weil ich für mich die große Hürde des allerersten Anrufs in Not herabsetzen wollte. Ich habe der freundlichen Dame gesagt, dass ich vielleicht einmal ihre Hilfe brauche und dass ich sehr froh bin, dass ich jetzt weiß, dass und wer dran geht, wie die Stimmung ist etc. Sie war sehr verständnisvoll und hat mich ermutigt, den Dienst im Bedarfsfall zu nutzen.

Info-Telefon der Stiftung Deutsche Depressionshilfe
0800/3 34 45 33
Mo, Di, Do: 13–17 Uhr
Mi, Fr: 08:30–12:30 Uhr
Das »Info-Telefon Depression« ist bundesweit kostenfrei erreichbar und informiert Betroffene und Angehörige über Anlaufstellen im Versorgungssystem.

Opfer-Telefon des Weißen Rings
116 006
Das anonyme und kostenfreie Opfer-Telefon ist täglich von 7–22 Uhr erreichbar. Die geschulten ehrenamtlichen Berater und Beraterinnen bieten Unterstützung nach Straftaten.

Krisentelefone/-dienste für Kinder, Jugendliche & Eltern

Nummer gegen Kummer/Kinder- und Jugendtelefon
16111
anonym und kostenfrei
Mo–Sa: 14–20 Uhr
Auch Chat-Beratung:
www.nummergegenkummer.de/kinder-und-jugendberatung/online-beratung

Elterntelefon
0800/1 11 05 50
anonym und kostenfrei
Mo–Fr: 9–11 Uhr sowie
Di und Do: 17–19 Uhr
Hilfe für Kinder, Jugendliche und ihre Eltern bei allen Fragen, Sorgen und Problemen.

Jugendnotmail
https://jugendnotmail.de
24/7 erreichbar
Ehrenamtliche Psychologen und Sozialpädagogen der Jugendnotmail beantworten Nachrichten von allen bis 19 Jahren. Dabei gibt es keine Tabuthemen. Es besteht neben Mails auch die Möglichkeit zum Einzel- oder Gruppen-Chat.

[U25] Deutschland
www.u25-deutschland.de
Die kostenlose und anonyme Mailberatung von [U25] begleitet Menschen bis 26 Jahren bei Suizidgedanken und in Krisen durch speziell ausgebildete ehrenamtliche Gleichaltrige.

Anlaufstellen Therapie

Wege zur Psychotherapie
www.wege-zur-psychotherapie.org
Diese Seite der Bundespsychotherapeutenkammer bietet Informationen über alle Schritte hin zu einer Psychotherapie und unterstützt bei der Suche nach Psychotherapeuten.

Psychenet
psychenet.de
Dieses Infoportal bietet einen Überblick über Erkrankungen und das gesamte Hilfesystem.

Erstgesprächsvermittlung über 116 117
www.116117.de/de/psychotherapie.php
Die Kassenärztliche Vereinigung vermittelt hier zu einem Therapie-Erstgespräch. Laut Website muss die 116 117 »innerhalb einer Woche einen Termin vermitteln. Der darf dann höchstens vier Wochen in der Zukunft liegen – bei einer Akutbehandlung maximal zwei Wochen.« Zudem gibt es eine Psychotherapeut*innensuche unter arztsuche.116117.de

Therapeutensuche über die Kassenärztliche Vereinigung
www.kbv.de/html/arztsuche.php
Über die jeweilige Kassenärztliche Vereinigung des eigenen Bundeslandes findet man eine aktuelle Übersicht aller tätigen Psychotherapeuten. Man kann auch direkt anrufen und sie helfen bei der Weitervermittlung an einen Psychotherapeuten oder eine Psychotherapeutin.

therapie.de
www.therapie.de
Eine Datenbank von Psychotherapeuten des Vereins Pro Psychotherapie. Dort kann man zum Beispiel nach Adresse, Therapieverfahren oder Wartezeit filtern.

Psych-info.de
www.psych-info.de
Datenbank der Psychotherapeutenkammern Berlin, Bremen, Hamburg, Niedersachsen, Saarland und Schleswig-Holstein für die Suche nach staatlich approbierten Psychotherapeuten und Kinder- und Jugendlichentherapeuten.

Übersicht der Bundespsychotherapeutenkammer
https://www.bptk.de/patient-innen/#psychotherapeutensuche
Suche nach Psychologischen Psychotherapeuten und Kinder- und Jugendlichenpsychotherapeuten nach Bundesland und zuständiger Landeskammer.

Suche bei der Deutschen Psychotherapeutenvereinigung
www.dptv.de/psychotherapie/psychotherapeutensuche
Hier finden sich approbierte Psychologische Psychotherapeuten und Kinder- und Jugendlichenpsychotherapeuten in der Nähe.

Stiftung Deutsche Depressionshilfe und Suizidprävention: Krisendienste und Beratungsstellen
https://depressionshilfe.de/depression-infos-und-hilfe/wo-finde-ich-hilfe
Die Stiftung Deutsche Depressionshilfe und Suizidprävention bietet eine Suchfunktion für bundesweite Adressen von Krisen- und Sozialpsychiatrischen Diensten.

Gruppentherapie finden
https://gruppenplatz.de
Gruppentherapien können eine Möglichkeit sein, schneller Hilfe zu bekommen, als über die Suche nach einem einzelnen Psychotherapieplatz.

Selbsthilfegruppen finden
www.nakos.de/informationen
Deutschlandweite Datenbank von Selbsthilfegruppen mit Unterstützung für Betroffene und deren Angehörige.

Psychotherapeutische Institutsambulanzen
Menschen im städtischen Bereich können sich an Psychotherapeutische Institutsambulanzen wenden, wo Psychotherapeuten in Ausbildung arbeiten. Das sind i. d. R. studierte Psychologen oder Mediziner auf ihrem Weg zum ausgebildeten Psychotherapeuten. Dort sind die Wartezeiten auf Psychotherapie meist kürzer.

Psychotherapie-Informationsdienst
www.psychotherapiesuche.de/pid/search

TK-Ärzteführer
www.tk-aerztefuehrer.de/TK/richtlinienverfahren-suche.htm

DAK Arztsuche
https://eref.thieme.de/RUMZM

AOK-Gesundheitsnavigator
https://eref.thieme.de/9HBP5

Anlaufstellen für Hinterbliebene nach einem Suizid

AGUS e.V. für Suizidtrauernde bundesweit
www.agus-selbsthilfe.de
kontakt@agus-selbsthilfe.de
0921/1 50 03 80
Bundesweite Selbsthilfeorganisation für Trauernde, die einen nahestehenden Menschen durch Suizid verloren haben. Unabhängig davon, wie lange der Suizid her ist.

FRANS – Frankfurter Netzwerk Suizidprävention
AGUS-Gruppe Frankfurt ist kostenlos und unverbindlich. Die Gruppe trifft sich einmal im Monat.
Tel.: 069/94 59 94 04
E-Mail: agus-frankfurt@web.de
Das Frankfurter Netzwerk für Suizidprävention ist ein Zusammenschluss von mehr als 70 Frankfurter und überregionalen Institutionen und Organisationen, in deren beruflichem Alltag suizidales Verhalten und das Thema Suizidprävention eine Rolle spielen.

Hilfe nach Suizid – Online-Programm für Trauernde
In dem kostenlosen zwölf-wöchigen Online-Programm können sich Angehörige einmal pro Woche für 90 Minuten in Begleitung eines Psychotherapeuten austauschen und Unterstützung erhalten. Information und Registrierung: www.hilfe-nach-suizid.de

BeSu Berlin – Beratung für suizidbetroffene Angehörige
Der Suizid eines nahestehenden Menschen oder die Angst davor sind eine große Belastung. Einzel- und Gruppengespräche sowohl für Angehörige suizidgefährdeter Menschen, für Hinterbliebene als auch für Zeugen von Suiziden.

Anlaufstellen in Österreich

Telefonseelsorge 142
Anonyme und kostenfreie Beratung 24/7 für Menschen mit Sorgen, Nöten und Krisen. Im Angebot auch ein Sofort-Chat und eine Mail-Beratung.

Rat auf Draht – Kinder- und Jugendtelefon 147
Beratung für Kinder und Jugendliche rund um die Uhr, anonym und kostenlos per Telefon, Mail oder Chat.

Liste von Anlaufstellen in Österreich
www.gesundheit.gv.at/leben/suizid praevention/anlaufstellen/notrufnummern.html
Übersicht österreichischer Krisentelefone und Notrufnummern nach Bundesländern sortiert.

Anlaufstellen in der Schweiz und Liechtenstein

Die Dargebotene Hand 143
Die Dargebotene Hand ist die anonyme 24/7-Telefonseelsorge für die Schweiz und Liechtenstein. Pro Anruf fällt eine Grundgebühr an. Sie bieten auch eine anonyme und kostenfreie Mail- und Chat-Beratung an.

Telefonhilfe 147 – Kinder- und Jugendtelefon 147
Anonyme, kostenfreie und 24/7-Telefonberatung für Kinder und Jugendliche bei Fragen, Problemen und in Krisen. Es gibt neben Mail- und Chatberatung auch Chatten mit Gleichaltrigen.

Liste von Anlaufstellen in der Schweiz
www.wie-gehts-dir.ch/adressen-und-angebote/ich-suche-unterstuetzung
Übersicht Schweizer Krisentelefone, Notrufnummern und Beratungsstellen.

Bücher

Gerade im Bereich der gedruckten Publikation Buch gibt es viele gute Exemplare über Depressionen. Von Prominenten und Nichtprominenten. Von Betroffenen, Angehörigen, Fachleuten. Aber es gibt auch zahlreiche, die man sich sparen kann. Ich habe diejenigen für Sie herausgepickt, die ich kenne und die mir besonders geholfen haben. Sie finden sie thematisch sortiert. Sollten Bücher nicht dabei sein, heißt es natürlich nicht, dass sie schlecht sind – wahrscheinlich habe ich sie einfach nicht gelesen.

Depression

Insbesondere die bebilderten Bücher waren mir in der Anfangszeit, in der ich mich nur schwer konzentrieren und lesen konnte, eine große Unterstützung dabei, Verständnis für meine Erkrankung zu entwickeln und auch den Dialog mit meiner Familie zu ermöglichen:

Bramption, Sally (2011). »Das Monster, die Hoffnung und ich. Wie ich meine Depression besiegte.« Köln: Bastei Lübbe GmbH & Co. KG. Das Buch einer Betroffenen hat mir gezeigt: Ich bin nicht allein.

Coleman, Lee H. (2014). »Depression: Ein Wegweiser für Betroffene. Was Sie nach der Diagnose tun können.« Paderborn: Junfermann Verlag. Gutes Grundlagenbuch zum ersten Verstehen.

Dummy Magazin (Heft No. 66, Frühling 2020). »Mit diesem Thema müssen wir leben: Selbstmord.« Berlin: Dummy Verlag GmbH. Das unabhängige Gesellschaftsmagazin hat in diesem Themenheft, das sich nachbestellen lässt, das Thema Suizid von vielen Seiten her beleuchtet, etwa aus Sicht von Betroffenen, Hinterbliebenen und Helfern: Besonders empfehlenswert der Bericht eines Überlebenden: »I will survive« von Kevin Junk. Außerdem: »Einen zum Reden«, in dem der Autor David Leon Vajda eine Schicht bei der TelefonSeelsorge begleitet.

Glistrup, Karin (2014). »Was ist bloß mit Mama los? Wenn Eltern in seelische Krisen geraten. Mit Kindern über Angst, Depression, Stress und Trauma sprechen.« München: Kösel Verlag. Die dänische Psychotherapeutin hat ein einfühlsames und leicht verständliches Buch über Angst, Depression, Stress und Trauma für Kinder und Erwachsene entwickelt. Illustrationen zeigen die Inhalte für jüngere Menschen, Hintergrundtexte informieren die Älteren. In Dänemark werden die Inhalte für die Klassen 1–6 eingesetzt. Mein Lieblingsbuch zum Thema.

Johnstone, Matthew (2008). »Mein schwarzer Hund: Wie ich meine Depression an die Leine legte.« München: Verlag Antje Kunstmann GmbH. Der schwarze Hund, das ist die Depression, die Autor Matthew Johnstone viele Jahre begleitete. In seiner Bildergeschichte erzählt er davon, wie er es schließlich schaffte, sich Schritt für Schritt wieder von ihr zu befreien. Beeindruckend nachvollziehbare Bilder!

Johnstone, Ainsley und Matthew (2009). »Mit dem schwarzen Hund leben: Wie Angehörige und Freunde depressiven Menschen helfen können, ohne sich dabei selbst zu verlieren.« München: Verlag Antje Kunstmann GmbH. »Mit dem schwarzen Hund leben« gibt praktische Ratschläge darüber, wie man eine Depression frühzeitig erkennt, was man dagegen tun kann und was man lieber bleiben lässt, vor allem aber auch darüber, wie Angehörige helfen können, ohne dabei selbst krank zu werden. Berührend und oft humorvoll.

Pinfold, Levi (2013). »Der Schwarze Hund.« Berlin: Verlagshaus Jacoby & Stuart. Ein schönes Bilderbuch über Angst, die immer kleiner wird, wenn man sich ihr stellt.

Stahl, Stefanie (2015). »Das Kind in Dir muss Heimat finden: Der Schlüssel zur Lösung (fast) aller Probleme.« München: Kailash Verlag. Ein Klassiker, der sich seit langer Zeit auf der Spiegelbestsellerliste hält. Zurecht, wie ich finde, denn die Autorin erklärt auf wunderbar leichte Art komplexe psychologische Informationen, die gesunden wie erkrankten Menschen sehr helfen können.

Selbstwert und Selbstvertrauen

Markle, Rolf (2013). »So gewinnen Sie mehr Selbstvertrauen: Freundschaft mit sich schließen, den inneren Kritiker zähmen.« Mannheim: Pal Verlagsgesellschaft. Rolf Markle verbindet Informationen mit wertvollen Übungen.

Stahl, Stefanie (2020). »So stärken Sie Ihr Selbstwertgefühl: Damit das Leben einfacher wird.« München: Kailash Verlag. Gute Autorin, gutes Buch. Wieder: einfach erklärt und auf den Punkt gebracht mit vielen Lösungsansätzen.

Emotional-instabile Persönlichkeitsstörung vom Typ Borderline

Kreisman, Jerold und Hal Strauss (2008). »Zerrissen zwischen Extremen: Leben mit einer Borderline-Störung. Hilfe für Betroffene und Angehörige.« München: Goldmann Verlag.

Kreisman, Jerold und Hal Strauss (2012). »Ich hasse Dich, verlass' mich nicht. Die Schwarz-weiße Welt der Borderline-Persönlichkeit.« München, Kösel Verlag. Seit über 30 Jahren hat sich dieser Klassiker der Borderline-Literatur etabliert. Mein erster Zugang zum Thema.

Mason, Paul T.; Randi Kreger (2014). »Schluss mit dem Eiertanz – Für Angehörige von Menschen mit Borderline.« Köln: Balance Buch + Medien Verlag. Auch Angehörige brauchen oft Hilfe im Umgang mit Borderline-Patient*innen. Dieses Buch hat mir geholfen, diese andere Seite zu verstehen.

Essstörung

Wardetzki, Bärbel (2001). »‚Iss doch endlich mal normal!' Hilfen für Angehörige von essgestörten Mädchen und Frauen.« München, Kösel Verlag.

Schematherapie

Die Schematherapie ist eine Unterform der kognitiven Verhaltenstherapie. Mir haben das Modell und die Therapie sehr geholfen, ebenso folgende Einführungsbücher:

Jacob, van Genderen, Seebauer (2011). »Andere Wege gehen: Lebensmuster verstehen und verändern – ein schematherapeutisches Selbsthilfebuch.« Weinheim/Basel: Beltz Verlag.

Roediger, Eckhard (2009). »Raus aus den Lebensfallen! Das Schematherapie-Patientenbuch.« Paderborn: Junfermann Verlag.

Roediger, Eckhard (2009). »Was ist Schematherapie? Eine Einführung in Grundlagen, Modell und Anwendung.« Paderborn: Junfermann Verlag.

Websites

www.depressionsliga.de – Die Deutsche DepressionsLiga e. V. ist eine bundesweit aktive Patientenvertretung für an Depressionen erkrankte Menschen.

www.deutsche-depressionshilfe.de – Ziel der Stiftung Deutsche Depressionshilfe und Suizidprävention ist es, einen wesentlichen Beitrag zur besseren Versorgung depressiv erkrankter Menschen und zur Reduktion der Zahl der Suizide in Deutschland zu leisten.

www.eaad.net – Das Hauptziel der European Alliance Against Depression ist die Verbesserung der Beratung und Behandlung von Patienten mit depressiven Erkrankungen sowie die Suizidprävention.

www.frnd.de – Freunde fürs Leben. Seit 2001 klärt der Verein Jugendliche und junge Erwachsene über die Themen seelische Gesundheit, Depression und Suizid auf.

www.gesund.bund.de/depression – Ziel von gesund.bund.de ist die verständliche Vermittlung von gesundheitsbezogenem Wissen. Die relevanten Informationen zu Gesundheitsthemen, Krankheitsbildern und Behandlungsmöglichkeiten beruhen auf ausgewählten wissenschaftlichen und evidenzbasierten Quellen.

www.ich-bin-alles.de – Infoportal zu Depression und psychischen Gesundheit bei Kindern und Jugendlichen. Das Projekt »ich bin alles« wurde von der Klinik und Poliklinik für Kinder- und Jugendpsychiatrie, Psychosomatik und Psychotherapie des LMU Klinikums München in Partnerschaft mit der Beisheim Stiftung entwickelt.

www.robert-enke-stiftung.de – Die Robert-Enke-Stiftung unterstützt mit Witwe Teresa Enke an ihrer Spitze Projekte, Maßnahmen und Einrichtungen, die unter anderem über Depressionskrankheiten und Suizid aufklären. Die Stiftungsarbeit ist im Laufe der Jahre immer sichtbarer geworden und umfasst inzwischen den Mental Health Awareness Award.

www.psyga.info – Umfassende Informationen zu psychischer Gesundheit in der Arbeitswelt mit Publikationen, E-Learning-Tools und vielem mehr. Plakatkampagnen, Infostände, u. v. m. (gesichtet am 12.7.2024)

Wemynd. »Psychische Probleme – und jetzt?« Alles zur Betreutes-Fühlen-Folge mit Leon Windscheid und Atze Schroeder. https://wemynd.de/2023/04/psychische-probleme-und-jetzt (gesichtet am 20.4.2023)

Infoseiten zur Ketamin-Therapie

www.wege-aus-der-depression.de (Dr. Tamme)

www.ketamin.de (Dr. Mathers)

www.psychosomatik.com/de/behandlungen/therapieverfahren/ketamin-therapie (Dr. Scheib)

Podcasts

- All in the Mind – ABC Radio Psychologie Podcast aus Australien
- Betreutes Fühlen – Dr. Leon Windscheid und Atze Schröder
- Gehirn gehört – Psychologie-Podcast mit Prof. Dr. Volker Busch
- In extremen Köpfen – Dr. Leon Windscheid
- Jung und freudlos – Podcast zu psychischer Gesundheit und Erkrankungen aus der Uniklinik Freiburg
- Kopfsalat – Freunde fürs Leben
- Psychcast – Psychotherapie- und Psychiatriepodcast von Dr. Jan Dreher und Dr. Alex Kugelstadt
- Raus aus der Depression – Stiftung Deutsche Depressionshilfe mit Schirmherr Harald Schmidt und dem Vorsitzenden Prof. Dr. Ulrich Hegerl
- Set und Setting – mit Jasche Renner. Sehr gute Folge zu Ketamin: #31
- So bin ich eben – Psychologie-Podcast mit Stefanie Stahl und Lukas Klaschinski
- Speaking of Psychology – von der American Psychological Association
- Stahl aber herzlich – Psychotherapie-Podcast mit Stefanie Stahl

Instagram Accounts

Es gibt sehr viele Accounts, die sich privat oder institutionell mit dem Thema Depression beschäftigen. Ich liste hier lediglich die institutionellen auf, die ich gerne empfehle:

- @depressionshelden – Format für Entstigmatisierung
- @depressionsliga – von der Deutschen DepressionsLiga e. V.
- @enkestiftung – Eindrücke der Robert-Enke-Stiftung
- @stark_gegen_depression – von der Stiftung Deutsche Depressionshilfe

Apps

Es gibt inzwischen zahlreiche Hilfe- und Selbsthilfeangebote unterschiedlicher Anbieter. Geprüfte Inhalte kann Ihnen Ihre Krankenkasse oder das Bundesinstitut für Arzneimittel und Medizinprodukte empfehlen. Letzteres hat unter https://diga.bfarm.de geprüfte Digitale Gesundheitsanwendungen (DiGA) in einer Datenbank gelistet.

Bibliografische Information der Deutschen Nationalbibliothek
Die Deutsche Nationalbibliothek verzeichnet diese Publikation in der Deutschen Nationalbibliografie; detaillierte bibliografische Daten sind im Internet über http://dnb.d-nb.de abrufbar.

Programmplanung: Celestina Filbrandt
Projektmanagement: Manuela Hunfeld
Redaktion: Sabine Alvarado

Bildredaktion: Marie Crämer

Covergestaltung: © Thieme

Innen-Layout: CYCLUS · Visuelle Kommunikation, Stuttgart

Bildnachweis:
Covermotiv: © Sergey Nivens/stock.adobe.com
Autorinnenfotos S. 2 und S. 24: © KNSY PHOTOGRAPHIE – Christoph Kniel & Niko Synnatzschke

1. Auflage 2025

TRIAS Verlag in
Georg Thieme Verlag KG
Oswald-Hesse-Straße 50
70469 Stuttgart

Satz: CYCLUS · Media Produktion, Stuttgart
Druck: AZ Druck und Datentechnik GmbH, Kempten

Gedruckt auf chlorfrei gebleichtem Papier
Printed in Germany

ISBN 978-3-432-11979-3
eISBN (ePub) 978-3-432-11980-9

FSC www.fsc.org MIX Papier | Fördert gute Waldnutzung FSC® C008457